善用小偏方，病痛全跑光

王芳　编著

天津出版传媒集团

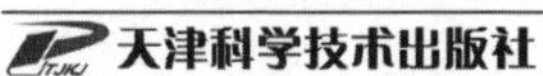

天津科学技术出版社

图书在版编目（CIP）数据

善用小偏方，病痛全跑光 / 王芳编著 .—天津：
天津科学技术出版社，2015.10（2024.1 重印）
ISBN 978-7-5576-0438-7

Ⅰ .①善… Ⅱ .①王… Ⅲ .①土方—汇编 Ⅳ .
① R289.2

中国版本图书馆 CIP 数据核字（2015）第 260141 号

善用小偏方，病痛全跑光
SHANYONG XIAOPIANFANG，BINGTONG QUANPAOGUANG

责任编辑：梁　旭
责任印制：王品乾
出　　版：天津出版传媒集团 天津科学技术出版社
地　　址：天津市和平区西康路35号
邮　　编：300051
电　　话：（022）23332369（编辑室）
网　　址：www.tjkjcbs.com.cn
发　　行：新华书店经销
印　　刷：三河市天润建兴印务有限公司

开本 710 × 1000　1/16　印张 13　字数 160 000
2024 年 1 月第 1 版第 2 次印刷
定价：49. 80 元

前言

PREFACE

在日常生活中，我们难免会有一些身体上的小不适，比如头痛、感冒、宿醉、消化不良、生理痛、眼压升高、精神疲劳、腰酸背痛……这些虽是小症状，可发作起来，往往使人非常难受，小则影响情绪，大则干扰生活与工作。

那么，在面对这种小病症时，你是如何应对的呢？买成药、依赖止痛药，还是动辄上医院呢？

老祖宗传下来的小偏方能有效地解决这些小问题，它是经过千百万群众验证的最安全、最简单、最省钱、最有效的治疗药方。它既不同于一般的中药方剂，又别于普通的饮食，是一种兼有药物功效和饮食美味的特殊饮食。这些源于民间的土方、偏方和验方的历史有很多已经非常久远，为实践所证。其疗法独特、效果明显，副作用小，非常适合居家使用。这些方子很好地将民间医学与中医学相结合，用到的材料很多都是我们日常生活中可以见到的食物，不仅易于获取，还便于制作和服用，非常贴近大众。

从古至今，从东方到西方，世界各民族或多或少都流传着各种天然草本秘方。比方说，在德国几乎每个家庭都会备一瓶香蜂草药酒，用来作为平日保养的圣酒：睡不着觉时，喝一小杯香蜂草药酒，有助于舒缓失眠之苦；肚子疼痛或消化不良时，香蜂草药酒也是最佳的治愈良药。长久以来，许多德国家庭都会使用天然草本良方来治疗与改善身体的小症状，植物的天然疗愈力深受人们重视。

在东方国家如中国、日本、泰国、印度等，更将各种具有功效的芳草奉为良药，运用植物所烹煮的茶饮、外敷剂、按摩方，解决日常生活中的大小病症，仰仗各种植物的能量带给人们强健的支持。

本书所讲述的小偏方将食疗与药疗相结合，更容易被广大群众所接受，且在临床实践中取得了非常好的效果，贴近生活、更为实用。

本书内容丰富，通俗易懂，体例简明，可供广大读者自学自用，无论你有无医学知识，均能一看就懂，一学就会，是一部即查即用的家庭必备健康手册。需要强调的是，本书非常适合慢性病或者初病的患者，对于突发的急症、重症患者，编者建议患者接受专业医师的诊治，以免耽误疾病的治疗。基于对广大读者负责任的态度，尤其需要注意的是，书中所写的小偏方并非适合所有人群，也就是说，有些偏方在一些人身上会有效，在另外一部分人身上可能看不到效果。总之，要尊重个体生理和病理的差异性，患者在采纳的时候，可斟酌自身的条件使用。

目录 CONTENT

第一章
日常疼痛小偏方，关键时刻帮你忙

第二章

美容私房小偏方，从头到脚都漂亮

第三章
五官疾病小偏方，神清气爽精力旺

第四章
五脏护理小偏方，安心养胃润肝肠

第六章 女性护理小偏方，日常烦恼一扫光

第八章
老年疾病小偏方，轻轻松松享安康

第一章

日常疼痛小偏方，关键时刻帮你忙

紫菜蛋花汤让你远离偏头疼

很多人可能都曾经有过偏头疼的经历，发作的时候尽管拼命地按揉太阳穴，可是疼痛感也不能得到缓解，不得不吃止痛药。偏头痛患者一般都有家族病史，但是具体的发病原因，现代医学的解释也不是很清楚。

陈女士是一家公司的销售主管，因为行业间竞争非常激烈，加班已经成为习惯。即使回家躺到了床上，仍然难以入睡，这样的事情让她感觉非常的疲惫。如此这般一年后，陈女士就患上偏头疼，对她的工作生活造成了极为不利的影响。

陈女士以前只是偶尔出现偏头疼，且基本都是来月经的时候发作。自从升任销售主管以后，经常加夜班，生活没规律，偏头疼也随之越来越严重。一旦发作眼睛见不得光，同时觉得头上的血管在跳动，头就像要炸开一样，甚至还感觉想吐。假如最近的睡眠质量比较好，偏头痛的症状就会缓解一下，但一忙起来，还是反复发作。她希望我能根治并杜绝偏头痛的发作，但她又担心自己的身体虚弱，吃过多的止疼药影响身体健康。

了解到陈女士的来意以后，我给她开了一个极为简便的食疗药方，就是大家生活中都吃过的紫菜蛋花汤，或者直接食用海苔（其实就是紫菜干），多吃这两样食物，就能缓解偏头疼的发作。这个偏方最关键的食材就是紫菜，紫菜当中的镁元素特别的丰富，被称为镁元素的宝库。据有关部门测定，100 克紫菜当中就含有 460 毫克镁，而 1 千克鸡蛋当中镁元素的含量才只有 230 毫克。正是这个镁，对于预防偏头疼有显著作用。

陈女士按照我的方法，晚上便做了味道清爽的紫菜蛋花汤；白天上班，没事的时候就吃海苔。果然，这样坚持了三个礼拜的时间后，偏头痛的症状就全部消失了，工作上的压力也减少了很多。她还将这个办法告诉了她的一些同事，大家感觉效果非常明显。

造成偏头痛的原因目前还没有完全搞清楚，以前医学界认为偏头痛的发作与脑兴奋性增高、一氧化氮代谢系统功能障碍、神经介质异常、血小板功能异常等有关；近年来医学界注意到，镁离子与上面所讲到的问题都有关系，在偏头痛发作症状中扮演非常重要的角色，特别是对偏头痛患者进行研究时，发现他们身体处于低镁状态。

发现这个现象后，众多医学家进行了反复研究考证，其中最经典的案例有两个：将急性发作的中重度偏头痛患者随机分成两组，一组用滴镁剂进行镁元素的补充，一组则吊生理盐水，只是进行心理安慰。结果两者的差异非常明显，吊镁水的那一组患者，有效率达到了 100%，而吊盐水的那组只有不足 10% 的人有所好转！另外，在医学上常用口服硫酸镁 10 毫升，一日三次，2 个月为一疗程的治疗方法，在临床上所取得效果也是非常不错的。

需要大家注意的是，茶、咖啡等含有咖啡因的饮料，以及巧克力、酒、干奶酪和火腿肠、香肠等烟熏的肉类，都是偏头疼的诱因，所以患者应该注意合理饮食，这样才能很好地取得预防的作用。此外，精神紧张或失眠都会诱发偏头疼，希望大家能够注意。

胖大海：开宣肺气，双咳豁痰

慢性咽炎多是指慢性感染所引起的弥漫性咽部病变，一般都发于成年人身上，并且往往伴有其他呼吸道疾病，急性咽炎反复发作，鼻炎、鼻窦炎的脓液刺激咽部，或鼻塞而张口呼吸，均能够导致出现慢性咽炎的症状。中医学认为，慢性咽炎是因为肝肾不足、虚火上炎所导致的，所以在治疗的时候应该以润肺滋阴、降火滋阴为主。

前不久老家的一位亲戚打来电话，说自己得了慢性咽炎，非常的痛苦，但是又不想到医院花钱，让我帮忙想办法，看看是否有什么简单有效的方法治疗。我的这位亲戚是一个老实巴交的农民，基本的生活就靠家里的几亩地，所以我能够理解他的心情。我于是对他进行询问，原来他喉咙曾经发炎，当时只是吃了一些消炎药，但是总不见好就不吃了。

非常明显，亲戚的慢性咽炎是由急性咽炎引起的，而且他的嗜好就是烟酒，这都对咽喉是有很大危害的。

根据亲戚的家庭条件，我给他开了一个既经济又实惠的方子：胖大海3枚、菊花和金银花各10克，开水冲泡15分钟，加入蜂蜜做茶水饮用。胖大海味甘性寒，有利咽开音、止咳清肺的功效，在《本草正义》中记载，胖大海可以“开宣肺气，双咳豁痰”，是中医治疗咽喉疾病常用的中药材。蜂蜜性平味甘，对慢性疾病可起到辅助治疗作用。在《本草纲目》中称其可以“和营卫，润脏腑，通三焦，调脾胃”，能润肺止咳，润肠解毒，补中缓急。菊花也是中医比较常用的中草药，具有清热、疏风、解毒、明目之功效，能够对心胸烦热、头疼、肿毒等症有治疗作用。金银花从古至今当被认为是清热解毒的良药，它性甘寒气芳香，甘寒清热但是并不会对胃造成损伤，既能宣散风热，又能清解血毒，尤其是针对各种热性病，如发疹、身热、咽喉肿痛等症状有显著的效果。

大约过了半个月，那位亲戚专门打电话致谢，说他的咽炎症状完全消失了。我于是叮嘱他，不要因为病情小就不重视，不舍得去医院治疗，要是引起别的疾病就更麻烦了。生活中应该注意自己的健康问题，干活的时候应该做到劳逸结合，多喝水帮助身体代谢。我还特意提醒他，必须戒掉烟酒，避免食用油腻、辛辣的食物，做好保护喉咙的工作。

慢性咽炎的治疗有很多的方法，核桃仁也是治疗慢性咽炎不错的选择。每天吃 10 枚不去掉外皮的核桃仁，分早晚服用，也能够对慢性咽炎起到一定的治疗作用。核桃仁能够对肝肾起到滋补作用，能够补脑温肺，通过补肾益气、润肺养阴而对身体进行调节，最终达到治疗慢性咽炎的目的。慢性咽炎的产生一般都是由其他症状引起的，如果得了鼻炎、感冒、扁桃体炎之类的邻近器官疾病，必须早治疗，以防止发展为慢性咽炎，平常应该注意口腔卫生，多吃蔬菜和水果，不要长时间讲话或高声喊叫。

嗓子疼，看看西瓜皮的作用

咽喉疼痛是指咽喉局部炎症而导致的疼痛现象，是咽喉疾病比较常见的病症。通常来说，急、慢性咽炎，急、慢性扁桃体炎，急、慢性喉炎以及咽部脓肿等病症都会出现咽喉疼痛的症状。

一年夏天，我妻子的哥哥到家里来做客，他因为嗓子发炎而不能讲话，十分痛苦。从现代医学的角度来讲，疲劳、着凉、受化学气体或粉尘的刺激、吸烟过度等都会引起免疫力下降，容易促其发病。我于是对我的妻子进行询问，她告诉我，她哥哥是软件工程师，平时经常加班熬夜，而且消耗了极大的脑力。前不久，她的哥哥升任了编程主管，任务非常急，对于工作质量要求也非常高，哥哥所承受的压力也格外大。但是她的哥哥脾气又非常急躁，因为上火而引起了咽喉炎。此外，哥哥还是一个老烟民了，尤其是晚上加班的时候，我妻子劝了几次他都不听，说是为了提神。

说完这些情况以后，我于是给哥哥开出了这样的方子：西瓜皮 250 克加水 2 碗煎至 1 碗，然后再放入少许的冰糖，冷服。西瓜是夏天解暑的最佳选择，《丹溪心法》之中有："治口疮甚者，用西瓜浆水，徐徐饮之"；而在《食物草本》中也提到西瓜可以"疗喉痹"。西瓜皮同样能够起到清热解暑的作用，对于缓解咽喉疼痛有非常良好的效果，现在市场上出售的西瓜霜就是以西瓜皮作为主要原料研制的。

冰糖的属性平温，可以起到化痰益气的作用，在《本经逢原》中记载："患口疳者，细嚼冰糖辄愈"，里面讲冰糖可以起到湿热凝滞的作用。又过了几天，我见到了哥哥，他的喉咙不再疼痛，说话已经没有大碍了。

因为西瓜在夏天的时候才会被经常食用，其他季节获取不易，我这里还有一个方子，一年四季都可以用。萝卜汁 400 毫升，生姜汁 50 毫升，白糖 50 克，放在一起搅拌均匀之后就可以食用。在《本草纲目》之中提到姜可以取到"驱邪避恶"的功效，能让气血更加的旺盛而祛除血毒；萝卜是止咳化痰的最佳选择，在《唐本草》称可以"去痰癖"，在《本草纲目》之中称可以“化积滞，解毒，散瘀血”，而白糖的功效就是生津润肺，将这三样放在一起服用，能够很好地缓解喉咙肿痛，祛除热毒。

如果咽喉疼痛的症状比较轻微，可以采用吃香油鸡蛋的治疗办法。打一个生鸡蛋，加入10克香油，搅拌均匀以后用温开水送服。在《本草纲目》之中提到，鸡蛋可以起到治疗“伏热，目赤，延后诸疾”，特别是鸡蛋清，性甘凉，利咽清肺，解毒祛热。一般来说，生鸡蛋清的润喉效果是最好的，但由于生鸡蛋之中有一些病菌与寄生虫，故而要将鸡蛋打散，用开水冲服。香油性甘平，也可以起到润燥减肥的功效，经常食用香油能够起到预防口腔疾病的作用，对咽喉起到非常好的保护作用。

为了抑制咽喉疼痛多发，平常的时候必需要注意饮食，多吃富含维生素C的水果蔬菜，以及富含胶原蛋白以及弹性蛋白的食物，如鱼、牛奶、猪蹄等，千万不要吃辛辣食物以及长时间抽烟喝酒。

冬、春是咽喉疼痛比较多发的季节，大家必须注意防寒保暖，经常开窗通风，尽量保持室内合理的温度与湿度。许多咽喉疼痛都是由原发病引起的，如鼻塞、伤风感冒、龋齿，因一旦有了感冒症状就应该及时治疗，不要胡乱吃药或是“硬扛”，否则会引起喉部的菌群失调，极容易造成第二次的感染。

老姜汤：治愈你的咽喉病

咽喉肿痛是常见的临床症状，急性、慢性咽炎，扁桃体炎、咽喉炎、溃疡膜性咽炎都可能导致咽喉局部肿痛。治疗咽喉肿痛的方法很多，民间的常用方法就是喝上一碗老姜汤。姜是我们日常的调味品，它还是一种应用广泛的中草药，能够帮助人体抵御寒湿。

清朝有位著名的江湖郎中，人称“吉老”，此人虽年事已高，却鹤发童颜，医道高明。当时的广州知府杨立是位美食家，闲暇的时候就会出去吃野味，自从上任后就迷上了广东小吃，仆人带着他尝遍了广东美食。

但是人吃多了就会上火，这天，杨知府突然觉得喉咙肿痛，找来大夫，大夫说他这是上火所致，给他开了些药方，同时嘱咐他要禁食辛辣之物，以败火祛痰。但是，连续服了几天的药都没见效，喉咙处出现了溃烂，正常饮食已经变得困难，才几天的工夫，人就瘦了一大圈。

最后，请来了吉老，吉老来了后，询问了知府的日常饮食嗜好、起居状况等，之后为他诊脉。诊脉后，吉老说道：“知府所患之症需老姜一斤，用小火煨熟，饮汤食姜。”之后，索要了诊金离开。

知府的儿子认为这个吉老不过是浪得虚名，没什么本事，但却仍旧按照他开出的方剂熬药，让人惊讶的是，汤药下肚后，知府顿觉一股味香异常，喉咙肿痛也逐渐消失了，又能够正常进食了。

后杨知府与吉老相遇，便询问这其中的缘由，吉老说道：“知府大人所患的病是贪口引发的，野味不经精心处理，含有不等量毒素，食用后，毒素会在胃肠中郁结，此时就需要通过生姜解毒。”

我们都知道，生姜辛辣，有发散风寒、化痰止咳之功，但却没有几个人知道生姜可止呕、解毒，临床上常用生姜治疗外感风寒、胃寒呕逆等症。从中医的角度上说，生姜为助阳之品，传说白娘子就用生姜救活了许仙，因此姜汤被称之为“还魂汤”。

外感风寒、鼻子不通气、流清鼻涕、头痛发烧、淋雨发冷等，都可将生姜切碎，加适量红糖，用开水冲服。生姜与橘子皮一同放到清水中煎服，能够治疗慢性胃炎、胃痛、恶心、呕吐等症。老年患者出现的慢性咳嗽，也可服用姜汁红糖水来治疗。

将姜炒大葱贴到风寒骨病、关节痛之处，能够迅速缓解症状。生姜不但能够治疗伤风感冒，还能够治疗女性痛经、晕车晕船等。

生姜拥有特殊的气味，有安神之功，可以取适量生姜切碎，之后包到布包裹里面，放到枕头边，晚上睡觉的时候闻到生姜的气味就能够很好地入眠。

咽喉异物感，颈椎按摩能舒缓

有一位二十多岁的女患者来门诊找我看病，她是做秘书工作的，每天一上班就得坐在电脑前处理文件，工作忙的时候，一上午就连上厕所的时间都挤不出来。她跟我说，大概三个月前，她突然感觉咽部不大舒服，具体表现为咽部有异物感，总感觉喉咙里面卡住了一口痰，又紧又贴。她一直想要“嗯、嗯”地咳嗽，希望可以把这口痰咳出来，但却一直无法如愿。

每当她工作繁忙、精神集中的时候，这种咽部异物感倒变得不太强烈了，可一旦静下来，这种感觉就会变得相当明显，搞得她每到休息时间就会发出“嗯嗯嗯”的声音，有的人不知情还以为她的哮喘病发作了呢。这位女患者之前已经在五官科、内科看过一轮了，吃了很多药，但还是不见好转，现在，她通过别人介绍找到了我。我仔细地翻了一下她之前的病历，发现她确实看了很多医生，有医生认为她得的是咳嗽变异性哮喘，开了一些抗过敏药，没有效果；有医生认为她得的是鼻炎引起的咳嗽，开了些治鼻炎的药，没有效果；也有医生认为她可能因为胃病引起的咳嗽，开了些治胃的药物，没有效果；还有几个医生认为她得的只不过是慢性咽炎罢了，但开的治疗咽炎的药，这位女士吃了依然没有效果。

短短的几十天，这位患者的病历就已经写满了十几页，但困扰她的症状却依然没有任何好转。看完了她的病历，我心里大概有了点数，再询问了一下病情，然后我对她说，我这边有一个叫作“拔萝卜”的按摩偏方倒是可以试一下，如果可以奏效的话，很快就可以解决她的不适了。征得同意之后，我先请她端坐在椅子上，然后我将双手的大拇指按在了她颈椎的两旁，从第七颈椎棘突开始，平行于脊柱，由下往上稍微用力地推动，推动的同时还需要深按，并要求她同时还要做吞咽口水的动作。如此推动、按摩了几次之后，患者突然对我说，本来在咽喉处那个痰块，现在似乎有点儿松动了。我又接着按了几次，最后再将双手的拇指置于她两侧枕骨下，使劲往上拉伸颈部，持续拉伸 5 秒钟之后，让患者放松休息个几秒钟，然后再做拉伸，这样反复 3 遍。

这些动作做完之后，我向女患者询问了感受，她惊喜地对我说，喉咙处不适的感觉，减轻了一半呢。不过，我的手劲实在太大了，刚才按摩的时候，她痛得几乎要叫出声来了。我对她说，想要治病，当然必须要受点小苦，长痛不如短痛，女患者听了之后连连点头称是。

我请她第二天再来门诊部一趟接受第二次治疗，估计按照这样治疗，三四次之后就可以痊愈了，可是女患者却说不行，她说她明后两天必须得到外地去出差。不过那也没什么问题，我告诉她自己也可以把双手的拇指伸到颈后来进行按摩治疗，此外，假如自己没有时间按摩的话，还有个比较懒的办法叫“蹭床栏”，具体做法：躺在床上，将脖子的下端靠在床栏上，然后身体移动，让颈部在床栏处上下摩擦个10次，来按摩脊柱两旁的颈肌。此外，将枕骨靠在床栏边上固定住不要动，把它当作支点，让颈部的肌肉用力收缩，往下拉伸脖子，也可以起到比较好的效果。

女患者回去之后依方行事。出差回来后来医院复诊，她跟我说这个方子果然非常有效，现在她的咽部不适感大约只剩下过去十分之一了！而且，她平时常常会有的颈部僵硬、酸痛的不舒服感，通过这两天自己“拔萝卜”、蹭床栏后，症状也明显减轻了很多。我教给这位女患者的方子采用的是中医推拿的理筋、拉伸手法，在民间它的俗名就叫“拔萝卜”。这是因为它拉伸脖子的手法和拔萝卜的动作有些相似。和她一样整天坐在办公室里对着电脑的人士，常常会出现一些颈部酸痛不适等症状，这个大家应该都比较容易理解。但颈部不适还会导致咽喉部的不适，一般人大概就不会了解了。

有人曾经做过统计，假如患者的颈椎或颈椎的肌肉、韧带等软组织出现病变的话，同时出现咽部不适感的概率有42%，其原因是咽喉部的神经与颈部的神经是相互连通、相互联系的。一旦颈椎或颈椎旁的软组织有病变时，刺激到了颈部的神经，就有可能会连累到咽喉部的神经，从而造成咽部不适了。而通过“拔萝卜”、蹭床栏这些偏方，可以针对性地治疗患者的颈部不适。只要颈部不适消除了，咽喉部的神经就不会再受到刺激，患者的症状自然也就能够迅速消失了。

这次看病之后，这位女患者从此就成了我的忠实粉丝。后来她跟我说，她有几位朋友也有了咽部异物感。她用从我这里学到的招数把朋友们的病全部都治好了，朋友们还因此称她为“半仙”。

足跟痛，用醋泡一泡

足跟痛非常容易理解，足跟痛是指足后跟与地面接触的时候引起疼痛，比如患者在早晨起床或是睡觉时间过久、坐姿过久而站立，尤其刚走前几步的时候感觉疼痛，行走过久以后疼痛感还会加重，这种病在老年人群之中多发。

我的一个婶婶，脚后跟阵痛有几个月了，在医院的时候被告知需要做手术，吓得老太太立刻回家了。可是，脚上的疼痛还在，总是这样也不行啊。一天，她让我哥哥打电话过来。我仔细询问了情况，告诉他这个病做手术效果明显，用注射器扎入脚跟的皮肤，在足跟深处打一针，注入一些激素，也能取得很好的效果，但是老人都不同意这两种做法，将针头刺入那样敏感的区域，年轻人都会感觉恐惧，更不要说是老人了。

我于是告诉了她两个小偏方让他母亲试一试，不用怎么花钱，就是作用慢，需要一个多月的时间。

第一个方法就是“跺脚”。患者先是坐在一个椅子上将脚翘起来，让脚背向上，只有脚跟点地，然后用足跟对地面进行反复跺，力量必须要循环渐进，频率逐渐加快，跺脚的疼痛要在患者承受的范围之内。每天多次练习，坚持一个月为宜。

第二个方法就是用陈醋泡脚。以陈醋加热放入盆中，泡脚的时长以 30 分钟为宜，每日早晚各一次，可连续浸泡一个月。

另外，在治疗期间，患者应该避免长时间步行。假如没有办法避开长时间行走，应该选择穿厚一点的软底鞋，或者在足跟处垫上松软的垫子，尽最大努力保护足跟部位。

老人开始按照我说的办法训练，两个星期以后，我特地询问现在的情况，婶婶非常高兴地说已经有效了，不像以前那样疼痛了。又过了两个多星期，婶婶亲自打电话过来，说自己脚跟已经不疼了，让她感到意外的是，居然将脚气也治好了！足跟痛在最开始的时候被认为是长了骨刺所导致的，但后来经过进一步的研究发现这是误解。足跟痛主要是跟骨及周围软组织因慢性损伤，从而导致了无菌性炎症。在临床上，局部注射激素的效果非常好，主要是因为激素直接作用患处，抑制了炎症反应。但是，在这样神经非常密集的地方打针，会是一种钻心的疼痛，很少人接受这样的治疗方式。

跺脚跟的方法，如同是对脚底进行按摩，起到改善足部血液循环的作用。另外，在跺脚撞击地面的过程中，也会对足跟深处受伤的软组织结构起到改善。注意跺脚跟的时候应该跷着脚，使小腿肌肉收缩，这是发挥作用的关键步骤。

还有一些方法能够起到治疗足跟痛的作用，例如用手按摩、揉搓足跟，以拳头轻敲足跟，但与跺脚法相，可能就显得有一些麻烦。

至于用醋泡脚跟，一方面是通过温热刺激改善足跟部位的血液循环，起到止痛、消炎的作用；另一方面，醋的主要成分为醋酸，同样可以消除足底部的无菌性炎症。

有的人可能会认为，足跟痛只是一个非常普通的炎症，为什么治疗它需要花上一个月的时间呢？没错，这并不是非常严重的病症，但问题的关键是，炎症位于足跟深处，而并非是表面，治疗必然需要很长时间了，治病还需要有耐心。

六神丸：清热解毒的古方

此药可能并不被多数人熟知，但“六神”的品牌已深入广大人民群众的心中，从花露水到沐浴液，但凡涉及“民生”的，几乎都有它的一席之地。那么，六神丸到底是味什么样的药?

抗日战争全面爆发前夕，中国处于内忧外患时期。著名将领冯玉祥心中装着中华民族的未来，根本吃不下饭。正当冯玉祥面对满桌美食觉得食之无味的时候，一根鱼刺在他不经意的时候划破了嗓子，引发了炎症。如此一折腾，冯玉祥将军更加茶饭不思，喝水都困难了。为了让他尽早康复，他的保健医生李德全女士从苏州雷允上药店里买来几瓶六神丸。冯玉祥服用过后，嗓子的炎症慢慢消失。并且，六神丸不仅治好了冯玉祥将军的嗓子，还让他胃口大开，吃东西也有滋有味的。之后，冯玉祥将军大喜之下挥笔写出这样的五言诗：“南有胡庆余，北有同仁堂；誉满我中华，苏州雷允上。”正是这首诗，将六神丸的名号在全国各地传开了。提起六神丸的来历，就不得不提这样一个民间小故事。

康熙年间，有个叫雷允上的江湖郎中。一年，他从江西长途跋涉至苏州城摆摊卖药，那时的苏州城里的很多百姓都生疮疔，使得当时出现了民不聊生的惨状。出于医者的职业道德，雷允上根据自己多年经验，取蟾蜍、麝香等六味中药材制成了菜籽状药丸。可这样的药丸真的可以治病吗？城里的老百姓都持着怀疑、观望的态度。

迫于无奈，雷允上撒了个谎，说这是梦中神仙为自己指点的配方，由于天上的神仙有六路，因此称此药为“六神丸”。百姓一听说是神仙下凡托梦配方，便开始疯抢，很快，雷允上制作的六神丸就到了各个百姓手中，患者服药之后发现此药有非常好的消肿止痛之功。由此，六神丸的名号就被打响了，成为清火解毒的名方。

六神丸具有清热解毒、消炎止痛之功，能够治疗咽喉肿痛、溃疡、白喉、扁桃体炎、口疮、痈疽、疔疮等症。六神丸对于各种上火导致的发炎症状、体内毒素的祛除都有非常好的疗效，而且由于它颗粒非常小、制作精良，最终成为雷允上药店的标志性产品，几年的时间便在全国范围内销售。

六神丸的配方之中，牛黄有清心开窍、清热解毒之功，能够治疗咽喉肿痛、口舌生疮、痈疔疮毒等症；珍珠具有解毒生肌之功，能够治疗口疮咽喉肿痛、糜烂等症；冰片具有清热、解毒、止痛之功；雄黄能够杀毒解虫；蟾蜍有毒，但蟾蜍有消肿止痛、解毒除秽之功，常用来治疗疔疮痈肿、瘰（luǒ，音裸）疬（lì，音利）疙瘩、咽喉肿痛、齿龈疼痛等症。

从六神丸的配方我们也能看出，每味药都具有清热解毒之功，因此六神丸的抗病毒、抗炎镇痛、提升免疫、强心、抗肿瘤等功效显著，能够用来治疗急慢性咽喉炎、急慢性扁桃腺炎、咽喉肿痛化脓、牙周炎、乳腺炎、毛囊炎等感染性疾病，还可用来治疗流行性感冒、病毒性肝炎等病毒感染性疾病，甚至能够治疗白血病、食道癌等症。因此，六神丸在内、外、妇、儿、五官、皮肤等科均有广泛的临床应用价值。

如果你仅仅将六神丸看成是内服良药可就大错特错了。六神丸既可内服，也可外敷，它能够防止小孩子夏季长痱子。但是，将那些小药丸研磨成粉末后使用，费时又费力。因此，花露水、小儿爽身粉便应运而生。花露水是呵护宝宝的妈妈们手边常备的驱蚊、止痒、去痱、提神的佳品。

但是要注意，六神丸里面含麝香等成分，有收缩子宫之功，所以，怀孕的女性不宜使用花露水。并且，前面我们也提到，六神丸之中含有带毒素的蟾蜍，因此，不能过量服用六神丸。

意外小烫伤，冰水加糖浆

在一天周末，我刚吃完晚饭，邻居领着家里的孩子芳芳找到我。孩子在倒水的时候不慎被烫伤，疼得孩子当时就哭了起来，家里也没什么治疗烫伤的药物，她爸爸于是带她到我这里看看。

我看了一下孩子的伤势，只是一块小面积的烫伤。我赶快从冰箱里面取出几瓶冰镇的矿泉水，将水倒入洗脸盆之中，让孩子将手浸泡在水里，不一会儿孩子的表情就不那么痛苦了。

过了几分钟，邻居的脸上紧张的表情随之舒展开来，于是他问我这是为什么。我告诉他，皮肤烫伤之后要及时进行冷却，有冰水的话，就用冰水对烫伤的地方进行冷却，没有的话也可用湿毛巾敷一下，时间不能少于半小时。

如果身边没有冰水，也可以用自来水不停地冲洗，这样也能起到降温的作用，达到冷却的效果。

通过降低皮肤表面的温度使伤口处的血管收缩和组织代谢速度降低，可以起到抑制炎症减轻水肿的作用。另外，低温会让人的神经暂时麻木，因而起到一定的止疼效果。

过了半个小时的时间，我让孩子把胳膊从冷水里拿出来。由于我的家里也没有准备药膏，就用碗装了不少的白糖，然后碗里面放上冰水，调成了非常浓的白糖糖浆，然后用医用棉签将糖浆涂在孩子烫伤的部位，然后用纱布固定。

邻居大哥觉得很纳闷，不相信这样的方法可以治疗烫伤。我告诉他，烫伤在经过冷处理以后，下一阶段的工作就是促进伤口愈合以及防止感染，而浓糖浆完全能够做到这点。由于糖浆的含糖量非常高，细菌一粘上去，就会很快脱水死亡。另外，浓糖浆里面还有大量的糖分，可以促进伤口组织生长，为修复皮肤提供营养支持，帮助伤口快速愈合。

我让邻居在孩子睡觉之前再换一次糖浆并务必包上纱布，第二天我去他家串门，发现孩子胳膊上的烫伤恢复得很好。

被烫伤的人大多数都会担心留下疤痕，其实留不留疤痕与如何治疗没有直接的关系，关键是要看皮肤的真皮层是否破损。一般的烫伤只会损害表皮细胞，完全伤不到真皮细胞，所以完全没有必要担心这点。

流鼻血，教你止血老偏方

流鼻血是常见现象，有的人会在头晕脑涨的时候流鼻血，有人会因感冒流鼻血，有人会因鼻子受到坚硬物体撞击而流鼻血，有人会因起床突然流鼻血，有人会因天气热而流鼻血……

流鼻血的诱因很多，而且很多时候，流鼻血非常突然，让人措手不及，下面就为大家介绍几种迅速止鼻血的老偏方。

一、冷刺激

具体做法：紧捏着鼻梁上部硬骨两侧凹陷处，喝一口冰饮，之后将冰饮瓶子放到前额上。也可以取一大碗冰水，之后将手帕卷成细条状浸泡在冰水中，之后塞进鼻孔中，塞得越深越好，目的是压迫出血点，刺激局部血管收缩，之后整个鼻子浸到冰水中，以加强冷刺激。鼻子出血量大，直接将整个鼻腔浸泡到冰水之中即可。

二、艾草汁

具体做法：取适量新鲜艾草，用力揉搓，直到揉出汁液来，之后将汁液擦到鼻孔中，鼻血就能被止住了。此法适合天气燥热导致的流鼻血。

艾草具有调经止血、安胎止崩、散寒除湿之功，还可以根治风湿性关节炎、头风、月内风等。现代医学证明，艾草具有抗菌、抗病毒、止咳、平喘、镇静、护肝利胆之功。

三、烤明矾

具体做法：将烤明矾放到干净的碗中，倒入适量温水溶解，然后取出一小块脱脂棉揉成圆形，沾上适量烤明矾放在鼻孔中。

此法适合经常因闹心而流鼻血，病因不祥，出现此现象，很可能是脑动脉硬化症的征兆。对于此类患者来说，规律饮食、正确的疗养方法非常重要，止血之后及时到医院就诊。

晕车晕船，从肚脐眼上“做文章”

别看如今的交通工具这么发达，人们上班下班离不开各式各样的车，可是晕车的人并不在少数，这些晕车的人一看到车，一想到要出远门就两眼晕眩，头脑发昏；一坐上车不是头晕就是恶心，甚至呕吐不止。

记得小时候，我也晕车，有一次，父亲带我出远门，坐了一整天的车，父亲就照顾我一整天，在车上，我头晕目眩，居然从上车一直吐到下车，下车的时候甚至不能直立行走了，浑身无力。

从那以后，我再也不敢出远门了，甚至患上了“出远门恐惧症”，看到公交车就会觉得痛苦，但是后来，一个朋友介绍一个偏方，就是每次坐车、坐飞机半小时以前用温水擦洗干净肚脐周围，之后在上面贴一片伤湿止痛膏，然后再在双手的内关穴上面贴上两张，提前做好准备，晕车的症状就能够得到缓解。

中医认为，内关穴和公孙穴具有治疗胃部和胸部不适的作用，对于晕车所产生的恶心、呕吐、胸闷均有疗效。肚脐又称神阙，和脾胃的关系非常密切，肚脐上的经脉和任脉、督脉有着密切的联系，所以肚脐疗法是常见的治疗呕吐的方法。孕妇经常使用该种方法治疗妊娠呕吐，美尼尔综合征患者也经常通过此法治疗呕吐，效果非常好。和这两种呕吐相比，晕车、晕船、晕机的呕吐就不算什么了。

之后在一次长途旅行中，我尝试了这种方法，没想到下车之后，真的一点事都没有，既没呕吐，也不头晕，好好地旅行了一次。后来我开了中医诊所，又将这种方法推荐给了我的患者们。

实际上，我们平时所说的晕车、晕船、晕机学名“晕动症”，所谓晕动症，实际上就是指人们在乘坐飞机、车、船等的时候速度忽快忽慢，加上颠簸不断，超过了我们耳朵内平衡器官的适应范围，进而出现头晕、头痛、恶心、呕吐、虚脱，甚至休克。通常此类患者还会伴随着面色苍白、冒冷汗、心动过快或过缓等。

身体素质本身就比较差的患者，很可能还会受到周围污浊的环境干扰，加重或诱发晕车、晕船、晕机症状。

晕动症通常只发生在途中，有些人提前准备一些晕车药就能够应付过去，但是对于某些人来说，吃晕车药却什么事都不管，有的人可能为了坐车而不进食，或者干脆豁出去，愿意吐多久就尽情地吐吧。实际上，有了“贴肚脐”这个方法，晕动症患者大可放心了，不但远离了呕吐，出游旅行也会快乐得多。

平日多吃姜，不用医生开药方

俗话说“冬吃萝卜夏吃姜，不用医生开药方”。姜味辛性温，有发汗解表、散寒健胃、温中止呕、温肺止咳、止痛、祛痰、助消化、解毒之功效。用于感冒风寒、呕吐、咳嗽、胀满、食滞、腹泻等症。《本草纲目》记载：生姜“生用发散、热用中和、解食野禽中毒或喉痹，浸汁点赤眼，捣汁和黄明胶熬贴风湿病。”

现代药理研究认为，生姜含有植物杀菌素，其杀菌作用不亚于葱和蒜。生姜中的姜辣素能刺激胃液分泌，有促进消化的作用；其中还含有较多的挥发油，能抑制人体对胆固醇的吸收，防止肝脏和血清胆固醇的蓄积。另外生姜具有防氧化和抗衰老功能。现介绍几种使用生姜防治常见病证的验方：

1. 斑秃

取生姜切片浸泡于高粱酒中，2~3 后天涂擦患处，每天局部使用 4~5 次，或直接用生姜涂擦患处，连续使用 3 月。

2. 口腔溃疡

用热姜水代茶漱口，每天 2~3 次，一般 6~9 次溃疡面即可收敛愈合。

3. 腋臭

取生姜 30g，切碎，浸于一般的医用酒精中，封瓶 1 周后提取滤液，装瓶备用。用棉签或棉球蘸滤液搽于腋窝处，每天 2~3 次，连搽 1 月；或生姜适量，3%~4% 的碘酒 1 瓶，先用生姜轻擦腋窝至局部皮肤轻微发红充血为度，然后用碘酒涂局部皮肤，每天 1~2 次。

4. 预防龋齿

每天早、晚坚持用热姜水漱口 1 次，并每日代茶饮用数次。

5. 咳嗽

取鲜生姜和牛奶各适量，把姜捣碎取汁，待牛奶烧开后加入姜汁略烧片刻起锅，放凉后便可饮用。对感染风寒的咳嗽有一定的辅助治疗效果。

6. 醒酒

用热姜水代茶饮用，可加速血液流通，解酒。还可在热姜水里加适量蜜糖，可缓解或消除酒醉所致的头疼、恶心、呕吐、乏力等症状。

7. 预防晕船、晕车

取新鲜生姜1片，贴于神厥穴（肚脐），用伤湿膏盖贴，同时将伤湿止痛膏贴于内关穴，用手指轻轻揉摩穴位，口中亦可再含一片鲜姜，也有一定的预防作用。

8. 蛲虫病

每天睡眠前，先用热姜水清洗肛门周围，然后再饮用热姜水1~2杯，持续10天左右可愈。

9. 牙周炎

先用热姜水代茶漱口，每天早、晚各1次。如果喉咙痛痒，可用热姜水加少许食盐代茶饮用，每天2~3次。对牙周炎有一定的辅助治疗效果。

10. 冻疮

生姜30g放入热灶灰中2分钟后取出趁热用刀切成薄片涂擦患处，每日2次、连用2周，对早期冻疮和未破溃的冻疮有很好的预防和治疗效果。

第二章

美容私房小偏方，从头到脚都漂亮

青春痘，小白果治疗功效佳

很多女孩子在青春期的时候为青春痘苦恼不休，原因很简单，本应水嫩光鲜的脸蛋却被青春痘弄得“面目全非”，谁的心情好得了？

青春期的女孩大都会考虑到当时的“颜面”问题，于是用手“挤痘痘”的现象也就非常普遍了，岂不知，“挤痘痘”的行为为“痘印”埋下了隐患。

青春痘学名痤疮，多发生在脸上、前胸、后背等皮脂腺丰富，并且出油量较大的部位，表现为黑头、丘疹、脓疮、结节、囊肿等。

光都是痘痘还好说点，可是再加上黑头和脓疮可真就是要了爱美女性的命了。很多年轻女性，因为青春痘的困扰在生活和工作中丧失了信心，各种药物化妆品、纯药物用尽也不见好转。激素类药物效果虽然较好，但是停药后容易反复，甚至加重面部问题。

有没有一种既简便，又不会对皮肤产生伤害，同时能够解决“青春痘”麻烦的方法吗？有，白果治疗法。

可以将白果切开后去掉外壳，然后晚上临睡前先用温水清洗面部，然后边搓边将用过的部分削去，再用新鲜的一面继续搓，等到第二天早上洗过脸之后可以涂抹一些具有滋润功效的护肤品，持续 1 ~ 2 个星期即可。

还可以将白果压碎，然后放在 70% 的酒精里面浸泡一个星期，过滤取出，涂抹在患处，每天涂 2 ~ 3 次。

白果实际上就是银杏，被称为植物活化石，是人们热爱的滋补品，在治疗平喘、咳嗽、有痰等症均有一定效果，但是知道白果可以治疗青春痘的人却并不多。

其实，在古代就已经有人发现了白果杀菌消毒的功效了。《本草纲目》中有这样的记载："头面癣疮，用生白果仁切断，频频搽患部，直至病愈。"由此我们也能看出白果治疗癣疮的功效。

白果中含有一种叫白果酸的物质，能够将引起痤疮的短棒菌苗、葡萄球菌等抑制或消灭。此外，白果内酯具有抑制炎症反应之功，所以，白果对于细菌引起的痤疮具有一定的疗效。

但是要注意，白果微毒，可能会对皮肤黏膜产生刺激，因此，要将白果先放到耳后皮肤上进行，没有异常反应再涂抹在面部及痤疮患处。如果配合白果粥，内服外治，效果更佳；也可以在白果粥中加入薏苡仁，因为薏苡仁具有利水渗湿、清热排脓、消炎止痛之功，因此这款粥非常适合发炎红肿的痤疮患者食用。再者，由于白果微毒，因此每日白果摄入量不能超过 10 颗，以免引发中毒。

常吃黑芝麻，白发变黑发

正常人在进入老年时期头发自然变成白色，这是一种身体机能退化的表现，但是如果是少白头就应该引起我们的注意。少白头所说的是，在青少年时期或是青年时出现白色头发，最开始的时候会出现极为稀疏的少数白发，大多数首先出现在头皮的后部或顶部，夹杂在黑发之中是花白头发，此后随时间的推移，白发会突然或逐渐增加。

通常而言，很多先天性少白头的人都有家族遗传史，往往出生的时候就有白头发，或是头发变白要比正常人早，此外没有其他异常的表现；后天性少白头有多种原因，如缺乏蛋白质、长期营养不良、维生素以及某些微量元素（如铜）不足等，都会导致少白头；某些慢性消耗性疾病如结核病等也会造成营养不良，这些病症患者的头发都会要比正常人提前发白；有些年轻人在非常短的时间内，头发大量变白，这与情绪有很大的关系，如过度悲伤、焦虑等精神疲劳、严重的精神创伤等。

有一天晚上，我刚吃完晚饭，我姑姑给我打来电话向我询问治疗少白头的方法。我非常纳闷，就问姑姑怎么突然会问这个事情。原来，姑姑帮助一个亲戚找对象，小伙子人很精神，就是头发很白，让人觉得不舒服。就是因为头发的事情，对象不知道相看了多少个，始终没有如愿的，而且据那个小伙子说从小头发就是这样的。姑姑觉得不是个事，所以向我询问有没有什么好方法。

从中医学的角度看，与头发关系最为密切的脏器是肝肾，肾藏精，肝主血，其华在发，肝肾虚则精血不足，头上毛囊得不到充分的营养，其合成黑色素的能力减弱，就会出现白发。反之，肝肾强健，上荣于头，则人就生出乌黑浓密的头发。中医认为，“发为血之余”，头发的生长与气血的濡养有关。气血旺，那么头发就会非常旺盛的生长；气血衰，就容易出现少白头的现象，即使是家族遗传的情况，只要经过细心的调理，也可以长出乌黑浓密的头发。

我便将一个非常简单的方子告诉了姑姑：将白糖、黑芝麻粉等量均匀的搅拌，每天早晨晚上用温开水冲服，剂量控制在 50 克左右，也能将其冲入米粥、豆浆、牛奶之中，必须长期坚持服用。《日华子本草》中曾提到，黑芝麻有“补中益气，养五脏”之功，具有益气力、补肝肾、填脑髓、长肌肉的功效，针对肝肾精血不足而引起的须发早白、眩晕、皮燥发枯、脱发、五脏虚损、肠燥便秘等病症有治疗的作用，对于滋养头发、养发护发而言，更是效果明显。白糖性平味甘，可以起到生津润肺，补中缓急的作用。在《食疗本草》当中称其有“润肺气，助五脏津，补精血”的作用，对于肝肾精血不足、肺燥导致的皮肤干燥、久咳喉干或眩晕耳鸣、头发早白能起到治疗作用。

此后，姑姑经常向我“报告”病情，说那个男孩子的头发比先前强了很多，白头发渐渐少了，后长出来的头发也全是黑色的。我告诉姑姑，还可以对那个男孩子说，平时应该多锻炼一下身体，多吃些补气补血、保养肝脏的食物，头发变黑的效果会更好。

还有一个非常好的方子：黑芝麻 250 克，女贞子 500 克，用水煎服约 200 毫升，一日服两到三次。这个方子针对阴虚血燥型的白发有明显效果。女贞子性凉，味甘、苦，入肾、肝两经，有明目乌须、滋补肝肾的功效，针对少白头、肝肾阴虚，眼目昏暗，阴虚发热等病症有明显的效果。

陈醋、洋葱头，头屑不再留

一提起头皮屑可能有人就会皱起眉头，大家可能觉得这只是外观问题，并不会认为是一种病。其实，这种看法是严重错误的。

头皮屑在医学上被称之为头皮糠疹，医学家研究认为这是一种名为马拉色菌的真菌引起的皮肤病。马拉色菌在人的头皮上大量繁殖从而造成角质过度增生，从而促使角质层细胞以白色或灰色鳞屑的形式异常脱落，这样从头皮脱落的鳞屑被称之为头皮屑。

当人的头皮生态平衡被打破的时候，极容易引起头皮屑。良好、健康的头皮环境是由油脂、菌群、代谢这三者共同的平衡所维持的。头皮油脂分泌失衡，头皮自然就会变得非常的油腻；头皮菌群环境失衡，随之滋生大量有害细菌，自然就会感觉到头皮发痒；而头皮角质层过度代谢，脱落之后便是头屑。若是肉眼可以清楚地看到头皮屑，表明头皮环境已经遭受了严重的破坏，只是清理头发是不能彻底祛除头屑的，最好的做法就是对头皮进行科学的管理。

我在读高中的时候就有非常严重的头皮屑。那时候，我将要面临高考，各科的考试卷子堆积如山。我希望能够考个好一点的大学，于是可以说是挑灯夜读，早晨起得还非常的早。于是，个人卫生问题就不是很在意，有的时候用冷水，有的时候用热水，最忙的时候干脆就不洗了，这样的做法将从小养成的头皮代谢习惯打破了，头皮屑如雪花一般掉落。

高考临近了，头皮屑让我的心情非常的郁闷，这是在毁掉我自己的形象的，于是便让我母亲帮我找个解决办法。过了几天，我母亲便说出了一个让我很好奇的方法。我母亲让我买一个洋葱，将皮全都剥下来，捣碎成泥，然后再用纱布包好，轻轻地擦拭头发。让洋葱汁在头上浸几个小时再用温开水洗净。

开始我觉得这个方法有些可笑，但是觉得倒也简单，便按此进行。令我意想不到的是，只是过了两天，头皮屑就已经完全不见了。后来直到我学医之后才知道其中的道理。洋葱性温，味辛甘，有解毒杀虫、健胃润肠等功能。洋葱之中含有丰富的胡萝卜素、维生素、咖啡酸、槲皮素、芥子酸、桂皮酸、原儿茶酸、挥发油等成分，这些都是含硫化合物，具有非常好的杀菌止痒、滋养头发的作用，能够帮助头皮恢复代谢平衡。

不仅是洋葱头，后来在学医期间我又接触到另外一个方法。用老陈醋兑水同样可以起到去屑的作用。每 1000 毫升温水之中加入 150 毫升陈醋，充分搅拌之后洗头，每天一次，不仅可以止痒去屑，而且对脱发有预防作用。醋是中医比较常用的药物，内服外敷均可。醋能够治癣疗疮，有解毒杀虫的功效，对于头皮上的马拉色菌起到抑制生长的作用。如果醋水之中放入生姜效果会更加明显，因为生姜可以起到行气血、活血散瘀的作用，对于头皮下的毛细血管有扩张作用，增加头发毛囊的血流供应，帮助头皮恢复平衡，达到治头屑、护发养发的作用。

此外，日常生活中还应该多吃蔬菜水果，不管多忙也要保持健康的心情，勤洗头，且有规律，水温适中，这样才能有效杜绝头皮屑的发生。

陈皮山楂，黄褐斑蒸发

黄褐斑也被称之为肝斑、蝴蝶斑，是一种常见的颜面色素沉着斑，女性多发，主要是因为女性的内分泌失调、各种妇科疾病、肝肾疾病以及极大的精神压力等引起的。而从中医学的角度来讲，黄褐斑是因为邪犯肌肤，气血不和，肝郁气滞，气滞血瘀导致的。肝失条达，气机郁结，郁久化火，灼伤阴血等情况都会造成面部气血失和，脾气虚弱，运化功能减弱，从而不能使气血及时运送到面部位置而导致的。

王小姐就是因为黄褐斑的问题前来就诊。王小姐今年刚刚三十多岁，身体还算可以。但是，随着年龄的增长脸上的黄褐斑也随之增多，这让王小姐极为苦恼。黄褐斑也是身体亏虚的一种信号，所以，王女士希望通过吃中药调理自己的身体并且改善“面部情况”。

我先是了解了一下王小姐的情况，了解到，王小姐已经三十多了还是独身一人。父母经常催促其结婚，但是王小姐一直没有合适的对象。一方面是自己的年龄越来越大，一方面是父母的催促，这让王小姐非常苦恼。

王小姐的病主要是因为忧思烦闷，从而导致肝气受损，气机郁结，进而严重影响了身体的气血活动，最后在脸上呈现出病症。所以要想将黄褐斑治好，就必须补血调气。

我给王女士开的方子是，陈皮、山楂适量，加入开水之后煮沸，凉凉，最后加入蜂蜜就可以饮用了。山楂性微温，入脾、胃、肝经，有活血化瘀、消食健胃的功能。在《本草求真》之中记载：“山楂，所谓健脾者，因其脾有食积，用此酸咸之味，以为消磨，俾食行而痰消，气破而泄化，谓之为健，止属消导之健矣。至于儿枕作痛，力能以止；痘疮不起，力能以发；犹见通瘀运化之速。”陈皮所起的作用包含三点，一是导胸中寒邪，二破滞气，三益脾胃。这三点之中最重要的就是行脾胃之气。蜂蜜营养成分是最为丰富的，能补虚缓中，在《本草纲目》之中记载，蜂蜜“和营卫、润脏腑，通三焦，调脾胃”，可以对黄褐斑起到辅助治疗作用。

王小姐按照这个方法服用一个多月，黄褐斑果然不再加重了，原先出现的也在不断地减退，皮肤也变得水润有光泽。

此外，不仅是山楂、陈皮，豆类也能起到治疗黄褐斑的作用。绿豆、黄豆、赤小豆各 100 克，洗净之后加水浸泡，捣汁之后再以水煮沸，调入白糖饮用，一日三次。中医学认为，黄豆可以令人长肌肤，补虚开胃，填精髓，益颜色，健身宁心，润燥消水，健脾宽中的功效。李时珍在《本草纲目》之中讲过，黄豆可以起到“容颜红白，永不憔悴”“作澡豆，令人面光泽”。绿豆味甘性凉，有解毒清热的作用，在《本草求真》中提到，绿豆“能厚肠胃、润皮肤、和五脏及资脾胃”。赤小豆就是常说的红豆，也是中医常用的药材。在《本草纲目》之中记载，赤小豆“味甘，性平，排痈肿脓血，疗寒热，治热毒，散恶血，除烦满，健脾胃”。可见，这三种豆类都能够起到滋补气血、调和脾胃的功能。

嘴唇干燥，来点眼药膏

每到秋冬季节，气候就变得非常的干燥。这个时候我们的皮肤也是非常干燥的，极容易皲裂。

梁女士在下班回家的时候不小心将脚扭伤了，于是到我这里做检查。检查后发现，问题不大，只是非常轻微的扭伤，并没有伤及骨头，倒是她脚底板有几块医用胶布，让我感觉很奇怪，问她怎么回事。原来在她的脚上裂了几道口子，一走路就非常疼，所以同事劝她将伤口用胶带粘上，虽不那么疼了，但是伤口愈合是非常缓慢的。她揭开胶布，于是我便看到一道细长的裂口，还有血液渗出。

我对她说，这是皮肤皲裂，可以选择用红霉素或者四环素眼膏外涂就可以了，而且非常经济实惠。需要注意的是，在涂抹药膏之前最好是先用温热水泡脚约20分钟，然后用小刀将脚上的角质皮刮去。刮完之后，在裂口的地方涂抹药膏，如果裂开较深最好是用药膏填满，最后贴上医用胶带。每天涂一次，最好是坚持约一周的时间。梁女士将我开的药拿了回去，一周之后复诊，脚踝的扭伤以及脚底的皲裂基本都痊愈了。

皮肤皲裂好发于手掌、脚掌处，主要的原因就是皮肤的油脂不足。油脂有两个作用，一是隔水，皮肤上面若是有充分的油脂，水分就不易丢失；二是油脂对于皮肤的正常代谢有很大的意义。

在非常寒冷的冬季皮肤是最容易发生皲裂的，这是因为冬季气温干燥，空气中所含水分较少，相比较其他季节，皮肤之中的水分更容易被挥发出去。另外皮脂腺在温度低的情况下分泌的油脂减少，所以，假如患者在冬季的时候总接触碱性物质，比如经常用肥皂洗手洗脚，或者是经常与碱性物质打交道——比如建筑工人，总是接触碱性非常大的石灰水，皮肤上的油脂就会被洗得干干净净，从而出现皮肤皲裂。

用四环素或者红霉素眼膏外涂患处，对于皮肤皲裂的治疗效果非常明显，眼膏的主要成分是油脂加抗生素，不仅可以帮助皮肤补充油脂，同时还能杀菌消炎。

此外，眼膏对春季的嘴唇干燥也有调节作用，其中的道理与治疗手脚皮肤皲裂是相通的。市面上有很多类型的润唇膏，主要成分是凡士林油脂，而红霉素眼膏之中也含有大量的凡士林，能够起到与润唇膏相同的作用。而且，红霉素有杀菌消炎的作用，对于那些干裂、流血、破口的嘴唇，红霉素发挥的功效要远强于润唇膏，而且价格非常的实惠。

另外，秋冬季嘴唇非常干燥的时候，最好不要用舌头舔嘴唇。舌头上的唾液虽然可以将嘴唇变得湿润，但唾液当中并没有油脂，没有保湿隔水的作用，不管舔多少次，很快就会被蒸发，结果越舔越干燥。最麻烦的是，唾液当中有唾液淀粉酶、黏液素等蛋白成分，水分一旦被蒸发，这些蛋白就会“干”在嘴唇上，就是有时候能够见到的“干糊”，这层干糊失水后会收缩、起皱，紧紧地附着在嘴唇上，嘴唇就会感到极为难受。

毛孔粗大也无妨，葡萄面膜来帮忙

王丽马上就要毕业了，并且在一家不错的单位实习。但王丽也有自己的烦恼，原来她一直以来都被皮肤问题所困扰。自从成年以后，她脸上的毛孔就很粗大而且油腻，脸上时常有粉刺或黑头的痕迹。毛孔粗大不仅让皮肤显得凹凸不平，而且不断分泌油脂，想化一个标准的职业妆都非常难。在学校的时候只有同学们能见到，毛孔粗大些也无妨，但是自己即将步入社会，怎么见以后的同事、领导呢？

为了改变这种状况，王丽找到了我，希望我能够帮助他找到解决的办法。我想了想，药物对于皮肤来说都有一定的刺激作用，最好还是选择天然的“护肤品”。于是我就向她推荐了葡萄面膜。材料容易找到，而且不会对皮肤造成损害。

主要材料：红葡萄酒 1 小杯、鲜葡萄若干、米粉若干。

具体做法：

（1）先将鲜葡萄洗净去皮，去除籽后捣烂。

（2）将葡萄酒、米粉加入，制成糊状。

（3）涂抹在面部，等将要干燥时用温水洗净，每周可进行一到两次。

这个方子主要是利用葡萄、葡萄酒之中丰富的“酒石酸”成分，酒石酸是果酸当中的一种。据研究表明，它的美容功效非常好，针对粗大的毛孔而言，酒石酸能够起到两种作用：一方面，就是像王丽这样的痤疮，大多是皮脂腺角化异常造成的，也就是说皮脂腺开口处的地方有过度的角质增生，堵塞出口，导致排泄不畅通，皮脂堆积，也就渐渐将毛孔撑大，而酒石酸能够使角质细胞之间的粘连性减弱，细胞间发生分离，从而将皮脂腺的细胞分解、剥脱，让出口畅通，减少皮脂堆积，这样一来，毛孔也就随之收缩回去；另一方面，酒石酸作为果酸，能够促使皮肤深度组织增生，胶原纤维增多，随之增加弹性，帮助毛孔自我修复，使毛孔收缩。

此外，酒石酸不仅可以促进皮脂腺处的角质细胞分解、剥脱，而且对于整个表皮细胞也有“再生”作用，外用可以起到“换肤”的作用，非常适合王丽这样被痘痘困扰多年，面部皮肤伤痕很多的皮肤。研究还发现，对于脸上有粉刺的患者，面部会有“痤疮丙酸杆菌”的感染情况，而这种细菌在碱性的环境下才能活下去，酒石酸是酸性物质，有一定的抗菌作用。

王丽使用这个方法两个月后，脸上的肌肤变得红润又有光泽，粗大的毛孔也不见了。

但是女性朋友应该注意，这样的面膜虽然效果好，但它也有引起皮肤过敏的可能，因此不可以频繁地使用，一周最好不要多于一次。

淘米水洗脸，轻松洗去“满面油光”

很多女孩都面临着一个让人挠头的问题，那就是脸上的皮肤油腻腻的，看上去油光满面。通常面对这种情况，大多数女孩会选择用强效去油的洗面奶和吸油纸来解决，其实，这对于女孩的面部肌肤来说并没有什么好处，容易导致毛孔粗大。而且吸油纸的价格相对来说贵一些，有些出油严重的女孩每天用吸油纸就要花掉几十元。

市面上确实有些品牌的吸油纸效果不错，但是价格并不能被大众所接受，下面就来为大家推荐一个简便又实惠的方法：用米饭擦脸吸油。

具体操作：将一小团蒸熟的米饭放在手中搓成团状，仅贴在脸上上下左右滚动几分钟即可。米饭团黏性较高，而且非常柔软，在脸上滚动能够起到清洁的效果，用完后就可以感受到原本油腻的脸清爽多了，心情自然大好。

有的女孩可能会说，用米饭不是在浪费粮食吗？这可是不道德的行为，其实，用淘米水也是不错的选择。每天用淘米水洗脸 2 ~ 3 次即可。

可以将白米放在清水中反复搓洗，倒掉淘米水，然后再加清水反复搓洗，留第二遍淘米水，放到冰箱中保存一夜，到了第二天放入适量温水洗脸，效果非常好。

我的一个朋友的女儿就遇到了“油光满面”的问题，我将这个方法推荐给她，她回家后连续尝试了一个星期，便基本告别了吸油纸，面部油光也得到了很大的改善，而且皮肤变得更加滑腻、白皙了。

大米的主要成分是淀粉，绝大多数人只知道大米可以用来饱腹，却并不知道它还能够去除油脂。其实用淘米水洗脸这个老偏方在很久以前就被发现了，肥皂尚未发明以前，很多人把淘米水当肥皂食用。

大米呈现出一定的碱性，可以水解脂类物质。此外，大米中淀粉含量丰富，经过一系列化学反应后能够转化成烷基糖苷，正是这种物质，是我们日常使用的洗洁精的有效成分之一，这样一说，大家也就更清楚为什么淘米水可以去油了。

大米中除了含有去油成分，还富含多种维生素等营养物质，所以经常用淘米水洗脸，可以祛除面部油脂、滋养肌肤、美白、嫩肤、美肤。

别在浪费钱去买吸油纸了，也不要再用什么强效去油的洗面奶伤害我们的面部肌肤了，把省下来的淘米水充分利用上，你的肌肤自然不油腻、变滑腻。

出了“熊猫眼”，土豆可改善

中医认为，无论人的饮食起居，还是生活工作，都应当遵守自然规律，不能想什么时间做什么就什么时间做什么，完全不管不顾。

现代人骄傲自满，认为自己已经征服世界，没什么可顺应的，明明该早起晚睡，偏偏要晚起早睡；明明晚上九点以后要睡觉而不是进食，却出去应酬大吃特吃。

有些人下班的时间比较晚，大概九十点钟才能回家，可此时“困劲儿”已过，怎么办？回家上网聊天、看电视，一直折腾到凌晨四五点钟，头晕脑涨、睡意袭来，这时候再上床睡觉，自然睡到中午十一二点钟才起床，早饭是没法再吃了，午饭也就是糊弄，就这样日复一日地度过，“熊猫眼”再也消不下去了，各种疾病也随之而来。

为什么熬夜之后会有黑眼圈呢？因为在我们的眼周围，尤其是眼睑处，这里是人体皮肤最薄的地方，并且皮肤结构组织疏松，经常熬夜加班，睡眠不足，全身气血的运行就会出现障碍，静脉代谢产物增多，血液就会变成青紫色，由于眼下皮肤薄，因此血液的青紫色就能透过皮肤看到，黑眼圈就形成了。

此外，血液循环的速度变慢，或是变差，再加上血管中代谢产物增多，就会导致血管壁变脆，水分容易渗入组织中，眼皮组织机构疏松，能够将血管中的渗出水分装下，看上去发肿，也就形成了眼袋。

其实，“熊猫眼”并未让女性朋友们提高警惕，增强关注度，现在不是还有“烟熏妆”吗？整张脸上完妆之后眼圈不也是黑黑的吗？

此外，即便是真的“熊猫眼”，补上一觉症状就能够缓解甚至消除，有什么可担心的啊？但是，对于经常熬夜、夜生活丰富的女性来说，补觉也是不能迅速将“熊猫眼”祛除的，可能症状刚刚有所改善，又开始熬夜，“熊猫眼”便反反复复了。

像这种因睡眠不足而导致的眼周围水肿、眼袋、黑眼圈等，有没有什么迅速消除它的方法呢？下面来为大家介绍一个小偏方：用土豆泥或土豆片外敷眼周围皮肤。

将土豆清洗干净后切成薄片，贴在眼周围有黑眼圈的地方，外敷半小时左右即可。那么是什么原理使得土豆具有祛除眼袋和黑眼圈的作用呢？

土豆中含有丰富的生物茄碱，具有促进血液循环、活血化瘀之功，并且土豆中丰富的淀粉具有吸水作用，可以将发炎或肿胀部位的水分吸收干净，进而达到消肿的效果。这也就是为什么很多人打针之后将土豆贴在扎针的部位了。

面色不好，试试天然“洗面药”

我们都听过这样的俗话“十八的姑娘一朵花”“三十的女人豆腐渣”。女人一过三十，肌肤也就不那么白皙、水润、嫩滑了，变得粗糙、暗黄或苍白。

很多女性朋友为了挽回“颜面”，到美容院花巨额款项整容，岂不知，整出来的容颜很难长久，高级化妆品只能遮掩脸上的瑕疵，却并不能从根本上解决问题。

如今，美容院中的很多整容、美容产品价格昂贵，副作用却频频出现，因垫鼻子、抽眼袋而毁容的女性不在少数；由于使用美容产品而出现过敏现象的也比比皆是。这样一来，不但浪费了大笔的金钱，而且“颜面尽失”。

下面来给大家介绍一种安全有效的抗衰老药物：白芷当归散。

将当归、白芷研成粉末状，每次取等量放入干净的容器当中，用温水调和之后外敷在脸上20分钟左右，每个星期敷2～3次。

《本草纲目》上有关于白芷的记载：“长肌肤，润泽颜色，可作面脂。”它是历代医家公认的美容商品，深受达官贵人、宫廷中人的喜爱。在古代的美容药方之中，经常会添加白芷，比如皇后洗面药中就添加了白芷，其主要功效是润泽肌肤。

现代医学研究发现，白芷具有非常好的美容之功，主要是因为白芷之中含有“异欧前胡素”，这种物质具有非常好的祛斑功效，能够改善人体肌肤微循环，促进肌肤新陈代谢，延缓肌肤衰老，抑制黑色素产生，加速黑色素的代谢过程，防止黑色素在组织中大量堆积，长期使用，能够改善肌肤晦暗，还你润泽肤质！

还有一味药可以与白芷通用，效果更佳，这就是众所周知的当归。当归是中医药中的常见药材，具有活血化瘀之功，局部外用能够加速肌肤血液循环，促进新陈代谢。此外，当归也具有一定的美白护肤之功。

现代药理学研究发现，当归能够将肌肤中的自由基及时清除，进而延缓肌肤衰老，抑制黑色素产生，将当归、白芷一同敷在脸上，美白护肤的功效会更好，能够解决皮肤暗黄的问题。

此外，将人参、白术、茯苓、甘草一同研磨成粉末状，每次取适量用温水调和，外敷面部20分钟，每个星期敷2～3次，也具有美白护肤之功。

因为人参、白术、茯苓、甘草这四味药均能够抑制“酪氨酸酶”活性以及黑色素的功效，同时这四味药均具有一定的补益作用，可以滋养肌肤，促进肌肤修复。

对于年过三十的女性来说，这几个偏方无异于“救命稻草”，能够及时解决女性所遇到的年龄尴尬，让三十的女性妖娆妩媚，不再被叫“豆腐渣”“黄脸婆”。

电脑辐射易衰老，就按关元、足三里

如今，无论是小孩、中年人、老年人，都愿意“抱”着电脑，无论是上班族还是学生，也都喜欢通过电脑工作、学习。没错，信息时代，通过电脑获得知识，或者通过电脑工作便利了很多，繁杂的数据可以瞬间出结果，使用电脑确实有很多便利之处。

可我们又都知道，电脑虽然为我们带来了便利，可辐射如同电脑中无声的侵袭者，它们偷偷地潜在我们的皮肤表面，导致我们本来光洁无瑕的肌肤上生出了辐射斑，本来水润的肌肤变得干燥、本来富有弹性的肌肤变得松弛，本来明亮的双眼被黑眼圈包围……

没错，这就是辐射对我们的肌肤造成的伤害，它使得白领女性的容光瞬间衰老，身体内自由基在辐射的影响下越生越多，肌肤开始逐渐老化，各种病症随之而生。

尤其对于办公室白领、银行工作人员、编辑等行业来说，每天都要面对着电脑工作八小时，加班的时候时间会更长，在这种情况下，肌肤衰老已经成了不可抗拒的问题。很多白领女性也因此伤了心，三十岁的人如同四十岁一样憔悴。

那么有没有什么方法能够改善这种状况呢？难不成把工作丢掉？要不就狠点心，到美容院去做保养？

丢掉工作基本上是不可能的，当今找工作难相信很多人都有目共睹。那么后者呢？去美容院，用国际大牌化妆品？这种方法并非不可行，但是花费高，见效虽快，但是失效也快。可能今天做完美容满面华光、肌肤滋润，到了第二天又成了原来的暗黄模样，持续的后劲太短，难不成天天到美容院做美容？

当然不必如此，实际上，可以通过针灸、穴位按摩等方法调理身心，美容保健。每次分别按摩关元穴、足三里穴各 5 分钟，每天按摩 3 次，连续按摩一段时间即可见效。

足三里位于小腿外侧，犊鼻下 3 寸，距离胫骨前缘一横指的地方。找该穴位时，可以从小腿胫骨下端从下到上摸，靠近膝盖附近的时候就可以摸到一个骨头凸起，此凸起处向外侧一横指的地方即为足三里穴。

关元穴位于脐下三寸的地方，寻穴时，先找到肚脐，之后将除大拇指外的其余四指并拢，食指和腹中线垂直，贴到肚脐眼上，小拇指和腹中线交界的地方即为关元穴。

足三里穴为足阳明胃经合穴，为强壮身心的大穴，中医认为，该穴能够调节机体免疫力，提高自身抗病能力，调节脾胃，温中散寒，补肾护肝，延年益寿。

关元穴是任脉上的穴位，具有培元固本，补益下焦之功，元气亏损者可以通过按摩此穴恢复元气。

足三里穴和关元穴配合按摩，就相当于将先天之本和后天之本结合在一起，进而达到固护正气的目的。

近代研究表明，足三里穴、关元穴具有抗氧化、清除自由基之功，每天刺激关元穴和足三里穴，两个月之后，自由基含量和抗氧化水平会大大降低，由此也能证明其保养肌肤、抗衰老之功。

当然了，仅仅按摩两个穴位只能改善肌肤自身调节范围内程度，而想要肌肤水润、光滑，还要做好补水工作。比如，长期处在空调房中，肌肤一定会缺水，此时，一定要适当使用补水美肌的基础化妆品。

海带、紫菜、西红柿等食物均具有一定的抗辐射作用，可常吃，食疗配合穴位按摩，再加上一定的补水措施，相信你的肌肤一定能够恢复水润、光滑，衰老之象自然远离你。

想要胸部丰满，吃山药黄芪焖猪蹄

有很多女性身材瘦弱，胸部平平，虽然如今的社会追求骨感美，可如果胸部太过平坦，想必也会惆怅一番。

一天，一个 20 几岁的年轻女性来到我这儿，她身材窈窕，甚至有些骨干，锁骨凸显，但是和多数瘦弱的女性一样，胸部平坦。原来，她到我这儿也正是为了“平胸”之事。

我问她这么瘦是不是节食减肥所致，她却说从来没有忌口或节食过，但是自己的肠胃不太好，经常腹泻，不过也有好处，就是怎么吃都不胖。

听完她的叙述，我为她把了脉，发现她的脉象细、沉，量过血压之后，又发现她的血压偏低。

从中医的角度讲，这位女性所表现出来的是明显的气血虚弱，应当从根本上解决问题，也就是从治疗脾虚入手。

脾主人体运化功能，负责将水谷精微运送到身体各处，脾虚的患者通常很能吃，但是却因为吸收功能差而不能被人体利用，多数营养物质直接排出体外被浪费掉了，缺乏足够的营养，胸部、身体自然会显得干瘪，丰满不起来。

这位女士胸部平坦明显是营养不良所致，所以我并没有给她开中药方剂，而是为她选择了一个行之有效的食疗方剂——山药黄芪焖猪蹄。具体做法如下：取黄豆 50 克，猪蹄 2 只，山药 30 克，黄芪 30 克，花生 100 克，红枣 15 颗。先将黄豆放到温水中浸泡，然后将猪蹄切成小段状，放在锅中煮半个小时左右，去除上面的浮沫，然后将黄豆、山药、黄芪、花生、红枣放入锅中，加入适量葱、姜等调味料，先开小火煲，直到猪蹄酥烂即可，一个星期服用 2 ~ 3 次即可。

此方剂中，山药可以抑制胃肠过度运动，让食物尽可能多在胃中停留一会儿，以充分吸收其中的营养物质，还可以明显提升小肠吸收功能；黄芪能够保护肠道黏膜，并修复其损伤，同样能够增强其吸收功效。

而黄豆中富含蛋白质和大豆异黄酮，有类似雌激素的功效，所以经常吃黄豆不但能够补充蛋白质，还能够刺激乳房生长。

女性想要让自己的乳房和身体变得丰满，脂肪组织一定要充实，猪蹄、花生、黄豆都是富含油脂的食物，在山药和黄芪的辅助作用下，就能够为人体补充足量的脂肪。

方剂之中的红枣想必不多说大家也都明白，其补血滋补功效是非常强的，将上述营养价值丰富的食材结合在一起，长期服用，对身体是大有好处的。

这位女士回家之后，按照我教给她的方法每周试用此方，坚持两个月就有了成效，半年之后，身体和胸部都丰满起来，整个人看上去风韵十足。

决明子代茶饮，简简单单能瘦身

导致肥胖的原因很多，尤其是现在，大街小巷，随处可见“大胖子”“小胖子”。有时候我们甚至会惊讶，怎么满大街都是挺着大肚的人啊？

对于现代人的“畸形肥胖”，最好的解释就是意识过多、运动过少、坐着的时间过长。饭前就一直坐在电脑、电视旁边，饭后仍旧舍不得离开椅子，怎么可能不挺个大肚子呢？

可是运动对于现代人来说难上加难。每天在办公室坐八个小时，下班之后路还没走三步就已经大喘气了，坚持走下去对于绝大多数的人来说都是难事。通过调节饮食来减肥？可是每天公司三聚两聚，怎么调节啊？面对美食、美酒的诱惑，尤其对于男性朋友来说，更是难以抵御。那么有没有可以既不强迫自己锻炼身体，又不用太过刻意地远离应酬，简简单单的减肥方法呢？

有，决明子茶。取决明子 20 克，大枣 3 枚，然后一同放入干净的容器中，倒入适量温开水，两个小时后即可饮用。也可以将炒熟的决明子加大枣服用。

决明子又叫草决明，味甘微咸，性微寒，入肝肾二经，具有泻肝火、明目之功，同时能够益肾阴、利尿、润肠、通便。

现代研究表明，决明子中含有多种有效成分，如大黄粉、大黄素、芦荟大黄素、决明素、决明松、维生素 A 等，能够抑制葡萄球菌、伤寒杆菌、结核杆菌的繁殖，对于头晕、头痛、腰背酸痛、尿少、便秘等均有一定的疗效，对于肥胖、高血压、高血脂等病症疗效显著。

炒熟的决明子可以代替茶水来饮用，味道香浓，泡制方便，配上大枣可以说味道香甜甘美。

很多老年肥胖患者饮用此茶不但改善了肥胖，就连缠身多年的慢性疾病也得到了改善，如听力下降、视力下降、血清胆固醇升高、高血压、脂肪肝、冠心病等。提高了老年人的生活质量。

年轻人饮用此茶，能够在很大程度上改善自己的形象，防止年纪轻轻就背上了“大象腿”“大肚婆”“将军肚”等词语，同时能够预防脂肪肝、高血压、高血脂等疾病的发生。

当然了，最好还要配合适量的运动，可以不刻意地出去跑步、晨练、晚练，但是不能一天到晚坐在电视、电脑旁动也不动，眼睛感到疲惫的时候，站起身向窗外眺望，不时地扭动腰肢，也可以疲乏的时候在办公桌下面伸伸腿脚，或者伸个大大的懒腰，放松自己。

每天上班的时候，可以先爬几层楼梯，然后再坐电梯；回家的时候，如果路程较近，尽量不要坐公交或者开车，应当步行或骑自行车，都是非常不错的锻炼方法。

现代人的锻炼机会和时间本来就比较少，如果我们不充分利用起生活中能够利用起来的锻炼机会，身体就更加虚弱，肥胖也就更难避免了。

消脂防己汤，治疗虚胖有奇功

多数人出现的肥胖并不是真正意义上的肥胖，而是虚胖。虚胖是亚健康人群所体现出来的体态，为常见流行病症，而且上升空间非常大。随着人们生活质量的提升，生活压力的增大，虚胖的比例已经逐渐增高。

虚胖的主要表现为肌肉疏松、脂肪下垂，轻轻拍动会出现晃动感。通过药物减肥能够成功的减肥案例大都为虚胖，不过这类肥胖减下之后反弹的可能性也非常大。并且，减肥药大都会对身体产生毒副作用，比如，很多人吃过减肥药后都会出现恶心、腹泻等症，甚至会导致内分泌紊乱，因此很多人对减肥药还是心存畏惧的。那么有没有哪种药既能够有效减肥，又不会产生毒副作用呢？下面就为大家介绍一种治疗虚胖的中药汤剂：消脂防己汤。

取防己 15 克，黄芪 20 克，白术 20 克，甘草 6 克，生姜 3 片，大枣 3 枚，一同放入 500 毫升清水中浸泡，之后开文火煎煮半小时即可。每天服用 1 剂，连续服用 10 剂后休息 5 天，之后再服用 10 剂，这样反复进行 3 个月即为一个疗程。

这道方剂出自汉代张仲景的《金匮药略》，原名防己黄芪汤，由于该方剂具有减肥之功，因此后来改名为消脂防己汤。消脂防己汤具有健脾、利水、消肿等功效，非常适合于肌肉松软的虚证肥胖患者。

女性肥胖者，表现出皮肤白而无华的虚胖，身体沉重，并且非常慵懒，不爱运动，懒言少语，或者是出现关节疼痛、下肢浮肿等，验尿的时候尿液中没有蛋白质，腹部肥胖丰满、脂肪堆积厚重，使用消脂防己汤效果是非常显著的，而且对身体没有毒副作用。

对于生育过后，体重迅速飙升的女性来说是非常好的选择。能够打破“做得了妈妈，做不了窈窕女人”的预言，让女性朋友不再因虚胖而担心、苦恼。

第三章

五官疾病小偏方，神清气爽精力旺

得了红眼病，快用野菊花

有些人因为嫉妒心理非常强，看到别人比自己过得好，总会去指指点点，讲别人的坏话，这样的人，大家俗称为“红眼病”。我们这里讲的红眼病并非这种心理疾病，而是直接与我们眼睛有关的疾病。在医学上称之为结膜炎，主要是因为病毒、细菌感染所导致的，经常在夏秋两季多发，具有一定的传染性。

有传言曾经说，只要见到红眼病人，就会患上红眼病，其实这样的事情是子虚乌有的，只要我们注意个人的卫生，在揉眼睛之前养成洗手的习惯，就能预防传染。

我的一个好朋友与女友一起到外地旅游，住在一间小旅馆。女朋友不小心患上了红眼病，朋友没有放在心上，没想到自己也被传染了。这种病非常可恶，眼睛又痛又痒，说不出的疼痛。我的朋友开始购买氯霉素眼药水、金霉素眼药膏，还有一些杀菌止痒的眼药水，然后他们不是点就是涂抹，但是症状一点都没有好转，只好打电话向我求救。

我在电话当中了解两人的情况，他俩的眼中有一种似水的分泌物，量不多也不黏稠。于是我告诉他们这一类的红眼病应该是病毒性的。所以用氯霉素、金霉素等抗生素都是没有作用的。我建议他找一些野菊花，然后用开水泡上 10 分钟，等水温降低之后，就能用来清洗眼睛，让水液进入眼皮下，使眼睛可以与菊花水接触。每天清洗三次，一般当天就能见效，只需要坚持两三天，就能够治好红眼病。

我朋友与女朋友两个人按照我的方法，在旅游地区附近寻找野菊花，他们找到了不少，拿回去洗干净，再泡水之后用消过毒的纱布清洗，果然眼睛不像以前那样疼痛了。

以前，红眼病往往都是由细菌引起的，所以用抗生素一类的药膏可以治愈。但是今天与往常不同，现在很多的红眼病都是由病毒感染导致，用抗生素根本不起作用，患者应该选择抗病毒眼药水，如阿昔洛韦眼药水等。

即使不确定红眼病是由细菌还是病毒所引起的，用野菊花水清洗眼睛也是正确的。野菊花当中含有非常丰富的黄酮类化合物，具有抗病毒、杀菌的作用，对于治疗红眼病具有明显的效果。

这个偏方，需要患者清洗眼睛十余分钟。为什么要这样长的时间呢？主要是为了让药水长时间保存在眼睛中，并冲洗局部分泌物，这样才能充分杀死病毒或细菌。

野菊花，也适用于睑腺炎的治疗。睑腺炎俗称针眼或麦粒肿，是眼睑部位感染所引起的化脓性炎症，由于野菊花具有很好的抗菌效果，所以清洗效果显著。

简易手操消除眼疲劳

我有一个老朋友是一个非常典型的工作狂人，一天最起码有十二个小时以上是对着电脑的。有时候还会通宵工作，所以双眼经常是布满了血丝，有时候都睁不开双眼。我就把这套手指护眼操教给他，让他在工作的时候也能保护好自己的眼睛。他开始按照我的嘱咐练习，再放眼远望，然后非常惊讶地对我说，真的很有效！

长时间看电视或者是电脑的人，眼睛会疲劳，从而影响视力。在上班族和学生中，眼疲劳的情况非常的严重，这就是我们日常生活中经常提到的亚健康的状态。若是每天都有很多的作业不能完成，有干不完的工作，这样就永远都无法摆脱疲劳。为了不让自己的眼睛过度的疲劳，我向大家推荐一个眼保健操，它能够在短时间内帮助你恢复视力，减轻疲劳。

若是发现自己的眼睛有视线模糊，看不清东西的时候，那么就要先放下手上的工作，找一个很舒服的地方躺下，放松，将双眼闭上，将双手放在胸前，做十指对压和握拳伸掌动作，连续几遍；将两只手的五指张开，互击指根和虎口；然后两只手握成拳头形状，轮流按压手心；大拇指依次弹其他的四个手指，重复做几遍。

在人的手指、手掌和眼睛的周围有很多的反射区、穴位以及经络，手指护眼操就是通过刺激这些反射区来消除疲劳的。手上的神经分布得非常密集，通过上面的方法，刺激手部的神经感受器，这样我们的大脑就会分泌内啡肽。这种物质能够很好地缓解眼部的疲劳，使精神放松。对于过度疲劳的人来说，这个操是非常有帮助的。

除了手操，还可以配合搓手的方法，这样效果会更加显著，具体做法是：先将眼睛闭上，再用力搓双手，等到手上发热了以后迅速用手捂住眼睛。每半分钟重复一次，4 ~ 5 次即可。在操作过程中，眼球可以在热热的手掌下轻轻转动几下，这样就会促进视力的恢复；然后慢慢地把眼睛睁开，向远处看。这时候你就会感觉眼睛非常的舒服。

这种方法也可以叫作热敷，通过热搓的方法让眼睛加热，可以促进局部的血液循环，使眼部的肌肉充分放松。两只手用力搓的时候还会产生静电，在捂住双眼的时候，就会产生静电刺激的效果。

建议大家在长时间对着电视或者电脑的时候，都可以试试这个小偏方。最好就是有一个好的习惯，长期坚持，这样我们的视力和精神才会越来越好。

葱花木耳，消除耳聋耳鸣

耳聋、耳鸣在耳科疾病中被称为两种症状，但是发作的时候常常是同时出现，病理也基本相同，所以医学上往往将两者放在一起研究。听觉系统的传音、感音功能异常所致听觉障碍或听力减退统称为耳聋。耳鸣则是指患者耳内或头内声音的主观感觉，起因大多是听觉功能的紊乱。

李女士是一所中学的音乐老师，平常唱歌弹琴与良好的耳力是分不开的。近日，她一直受到耳鸣的折磨，总觉得在脑海之中有嗡嗡的声音，给她的工作带来了很大的困扰。李女士到我这里就诊，希望我可以帮助她从这种环境中摆脱出来。

通过李女士的叙述我了解到，她之所以患上耳鸣就是因为小区附近的工地施工，经常到了晚上还机器轰鸣。李女士一向都是在安静的环境下睡觉，加上她比别人灵敏的听力，所以每天晚上都被轰隆隆的机器吵得睡不着觉。在这种情况下，李女士的心情也越来越差，精神紧张让耳鸣的情况也随之加重。

中医认为，耳聋耳鸣所产生的原因一般为风热侵袭、暴震外伤，内因就是肝火上炎、耳窍失养，一般的做法就是补肾益精、益气健脾。由于李女士耳聋的问题并不是十分严重，我便找了一个食疗的方子给她。先将少许的木耳泡发、洗净，再准备鲜葱花若干，将二者炒熟食用，每天只需吃一次，七天一个疗程，对于李女士这样的轻度耳聋非常有效。黑木耳性平味甘，具有补气补肾的作用；葱花则能解郁温通、理气止痛，两者结合对于耳鸣有很好的治疗效果。

李女士按照我说的方法食用了一个星期，来复诊的时候耳鸣基本消失。现代社会生活节奏很快，人们长期处于紧张、疲劳的状态，一旦遇到外界刺激，或长期使用耳机听音乐，就很容易患上耳鸣。为此，我建议李女士应该保持愉悦的心情，注意休息，注意养护气血。烟酒是造成耳聋的一大帮凶，因为烟酒中的有害物质会对循环系统造成破坏，加重耳内神经、血管缺氧，加剧耳鸣。另外，耳鸣患者还要注意不可食用辛辣食物，如花椒、咖喱、韭菜等。

鼻塞严重，只需葱白一用

鼻塞是上呼吸道感染最为常见的一种症状，是指鼻道因受到病毒感染血管肿胀而出现的阻塞情况。鼻息肉、鼻炎、鼻癌等病都会出现鼻塞的情况，可带来面部疼痛或头痛以及某种程度的不适感。中医认为，鼻塞主要是肺的疾病，如外感风寒和外感风热都会致人鼻塞，还有咳嗽、痰饮，出现鼻塞的状况也非常多。

王老师因为鼻塞的问题到我这里看病，她说自己的鼻塞是由感冒引起的，本来觉得感冒好了鼻塞也就好了，可是好几天过去了鼻塞一直没见好。她头疼得厉害，鼻塞越来越严重，现在鼻子已经完全“不工作”了，苦不堪言。王老师说，前些天单位组织旅游去昆明，昆明的气候非常舒适，但是回到北方以后，天气骤然下降，而她准备不充分，一下飞机就受了风寒，然后就是感冒发烧，导致鼻塞。

我给王老师开了一个非常简单实用的方子：用葱白 50 克，捣烂后取出汁液，用棉球蘸着葱汁塞入鼻子当中。葱性辛温，可以起到发汗祛风的作用，葱白的作用最为突出。在《本草经疏》之中记载，葱可以起到发散的作用，“能通上下阳气”“辛润利窍而兼解散通气之力”。葱白中含有大量的挥发油，其中的大蒜辣素、维生素 C、维生素 B 等物质都能对风寒起到一定的化解作用，迅速将堵塞的鼻子疏通。

除此之外，大蒜汁与甘油也能对鼻塞起到治疗作用。大蒜汁和甘油各 25 毫升，调和均匀以后滴入鼻子之内，每天只需要用三到四次。在《本草纲目》中提到，大蒜的味道浓烈，可以“通五脏、达诸窍、去寒湿、辟邪气”，且具有很强的杀菌作用。大蒜精油对链球菌、葡萄球菌、流感病毒、伤寒、白喉等细菌都有杀灭作用。甘油是一种味甜、无色的糖浆状液体，无毒副作用，在食品业、工业、化妆品当中得到广泛的应用，甘油可以起到润滑保湿的作用，在这个方子当中甘油可以起到辅助治疗的作用。

如果是一些因为慢性鼻炎、鼻息肉而引起的鼻塞，也能通过下面这个方子治疗：取白酒 500 克，橘红 30 克，用白酒将橘红密封，时间约为一个月，每天在睡觉之前饮用 20 毫升。白酒可以活血温阳、祛风散寒，适当地饮用白酒能够活血行气，促进血液循环。橘皮去白留红者被称为橘红。在《本草纲目》中记载橘皮“和中理胃药则留白，下气消痰药则去白”“橘红温燥之性胜于橘皮，并兼发表散寒，外感风寒咳嗽痰多者用之为宜”。饮用橘红酒能够化痰祛痛，驱散风热，尤其是对因慢性鼻炎引起的鼻塞有显著效果。

如今的空气污染比较严重，灰尘、化学气体都对人体有伤害，特别是对鼻子。所以，生活当中应该对鼻子采取保护措施，加强营养，勤于锻炼，提高身体素质，防止伤寒感冒。如果患有鼻窦炎、扁桃体炎等慢性病，要及时治疗，鼻腔畸形也应该积极矫正。麻黄碱、萘甲唑啉等鼻黏膜收缩剂不能够长期使用。在季节交替时期应该注意保暖防寒，以防止因气候不适引起的各种疾病。

黄连虽苦，酒糟鼻可除

酒糟鼻也被称之为玫瑰痤疮，也叫赤鼻、酒渣鼻，是发生在面部的皮肤疾病。经常发病的部位有颜面中部、鼻尖和鼻翼部，严重者甚至衍生到两颊、颌部和额部。轻度患者一般常为毛细血管扩张，局部皮肤潮红，油脂多；严重患者可能会出现红色小丘疹、脓疱，更有甚者会出现鼻端肥大、毛囊哆开而形成鼻赘的症状。

若是一个人的脸上长着一个“鲜艳”的红鼻头，肯定非常难看，严重影响我们对生活的信心。无论程度轻重，都不会好受。张女士极为不幸地患上了酒糟鼻，一直想把它治好，经朋友介绍，找到了我。张女士来自甘肃，从很小的时候就喜欢吃辣椒、大蒜等，饮食习惯这些年一直没有改变过。更年期以后，她原本就有一些油性的鼻头开始长一些红色的小疹子。为了治疗疾病，张女士没少吃药，但是没有见效，情况反而越来越重了，最终长成了酒糟鼻。

酒糟鼻发病当中非常重要的原因就是毛囊虫感染，经过仔细对张女士的病情进行分析之后发现，我认为毛囊虫感染并非发病唯一的原因。我告诉张女士，可以采用一个小偏方进行尝试，而且非常简单，只需一味药：黄连。每日取黄连 5 克，用少量的开水浸泡，加白糖 20 克搅拌均匀除去当中的苦味，分两次饮服，早、晚各一次，一个月为一个疗程。

中医认为“肺开窍于鼻”，常用的清肺热的药物对于酒糟鼻就有治疗作用。但是我们从现代医学的角度来看，酒糟鼻产生的原因并不是十分明确，大部分专家认为与一个人的嗜酒、吃辛辣食物有关联，鼻部毛囊虫感染是比较主要的症状，所以一般来说，医生都会让患者戒酒、戒吃辛辣食物，并使用甲硝唑、硫黄软膏等外用药物涂抹鼻子。不过，像张女士这种情况，常规方法并没有起效，就应该从以前的治疗思维当中跳出来，尝试别的方法。

近年来经过研究证明，酒糟鼻与胃部的幽门螺杆菌感染有非常密切的关系。究其原因，就是因为胃中的螺杆菌感染后激发身体产生抗体，最后导致鼻子部位出现抗体后的反应，所以杀灭幽门螺杆菌是根治酒糟鼻最为根本的方法。黄连这味中药是非常不错的选择，在众多的杀灭幽门螺杆菌的中药材当中，黄连的作用是最为显著的。

由此看来，采取以黄连清除胃火的方法治疗酒糟鼻，不仅符合中医的医药原理，而且与西医有相通之处。我告诉张女士，可以按照方子上面的方法进行治疗。张女士觉得我所说的话是有一定道理的，回家之后就开始使用，一个月以后过来复诊，我发现她的症状有了明显的减轻，皮肤颜色也比第一次就诊的时候强很多。

对于清除胃火治疗酒糟鼻，我还知道两个外用的小偏方。第一个方法是：用新鲜荸荠（俗称马蹄）洗净，切为两半，以切面紧贴鼻尖、鼻翼两侧等部位来回擦拭，直到将整个荸荠的白粉浆完全涂抹在鼻子上。等白粉浆干了再擦，反复进行，次数越多、堆积越明显，效果越好。每天晚上可以涂抹一次，一个月作为一个疗程。

第二个方法是：将雄黄 1 克研成粉末，用少许的蛋清制成糊状。先用食醋对鼻子进行清洗，然后在患处涂抹，每日 3 次。每次在涂抹之前都应该用食醋清洗，再行涂抹。持续两周，就会看到明显的效果。

这两个方法所运用的原理就是杀菌、杀虫、消炎，尤其是雄黄，具有很强的杀虫功效，荸荠对于细菌、真菌都有非常强的杀灭作用。

需要提醒的是，酒糟鼻到了后期，就会出现非常肥厚的鼻赘，单纯的吃药、涂抹已经于事无补，只有手术切除。另外，如果酒糟鼻对鼻部的毛细血管造成影响，建议患者配合激光治疗。

温水食盐，轻松搞定鼻窦炎

张女士年纪越来越大了，身体素质下降得厉害，这次她刚刚搬到女儿家住，就不小心患上了感冒并来我这诊治。我发现她并不仅仅是感冒那么简单，因为她不但有鼻塞、头痛的症状，按压鼻子旁边的面颊也有明显的压痛，这是典型的鼻窦炎的基本特征。再一问，原来这已经是她很久以前的病症了，每逢感冒，症状就非常的严重。

鼻窦炎若是急发性的病症那么就需要抗生素了，我给她开了抗生素，另外还给她几个注射器，让她回家后用盐水自己清洗鼻腔。具体做法是：2 ~ 3 克食盐，温开水 100 毫升，调成盐水，将注射器的针头去掉，在里面注满盐水并快速地注入鼻腔中，两只鼻子轮流清洗多次。

张女士听完我的处方以后觉得非常的奇怪，她并不清楚其中的原理。其实鼻窦就是一些“黑洞”，这些“黑洞”长在了鼻子旁边的骨头下面，这些空洞在鼻腔里有个开口，与鼻腔是相连的，在正常的情况下，鼻窦中的分泌物是通过鼻腔排出来的。因为有鼻窦炎，这些的空洞中不仅有炎症，还有很多的分泌物，这就包括鼻腔中存在的黏稠的鼻涕，这样就会让鼻窦中的分泌物无法正常的排出。通过冲洗，可以尽快地把鼻腔中的分泌物排走，不让它将鼻窦的出口堵住，这样鼻窦炎也就会更快的痊愈。淡盐水能够消除水肿和炎症，能够明显提高鼻腔中纤毛的作用。

就是因为这个治疗方法效果非常显著，《鼻窦炎诊疗指南》专门将这个方法列举了出来。只是在临床中，很多医生都对这个方法不重视，所以我跟张女士说这个方法的时候，她觉得非常的新鲜。

张女士回家之后就开始按照我说的方法治疗，一个星期以后，她对我说，冲完了之后感觉鼻子非常的舒服，有一种立马见效的感觉。她还说，以前鼻窦炎病发的时候，要十天左右才能够彻底的痊愈，这次的疗程明显缩短了很多！我告诉她，这种方法若是长期坚持下去，就会提高鼻腔中纤毛的作用，防止细菌进入，有效地治疗鼻窦炎，防止其再次发生。

我还告诉张女士，在现在的医疗设备商店中，有专门的清洗鼻腔的工具，这样清洗起来会更加方便一些，于是她就去买了一个。半年后再见到她，张女士说，自从他用了这个方法以后，任凭风吹雨打，鼻窦炎的毛病就没有再犯过。

得了牙周炎，醋兑水漱口

牙周炎通常都是由牙龈炎引起的，一般是由细菌感染而导致牙龈、牙周膜、牙槽骨以及牙骨质部位出现慢性破坏性病损，最终导致炎症。随着牙周炎的发展，牙齿会逐渐松动，便导致了成人的牙齿丧失。中医认为，牙齿需要气血的濡养，肾阴亏虚、胃火上蒸、气血不足等情况都会造成牙周炎。

周女士因为牙龈炎的问题到我这里就诊，我检查了她的口腔，发现周女士的牙龈已经肿得老高，牙根开始松软，轻压牙齿，牙龈当中还有脓液溢出来。我认定了周女士得了牙周炎，便对她最近的情况进行询问。周女士说，她前些天在刷牙的时候发现牙龈出血很严重，但是没有疼痛感，便没有放在心上，今天在吃饭的时候感觉牙龈有一些松动，咀嚼食物的时候感觉非常的胀满，这才感觉是不是牙龈发炎了。

将近四十岁的周女士从事市场营销工作，外出出差是家常便饭，正常的作息时间对于她来说是一个奢望，加班熬夜，气血亏虚，加上在饮食上不足、经常出差而忽视口腔卫生，因此便出现了因为上火而引起的牙龈肿胀、刷牙出血的情况。

因为自己的工作状态不能改变，周女士就问我有什么好的方法可以治疗牙周炎。于是，我推荐给她一个小偏方：用 50 毫升的醋兑上凉白开水漱口，持续两个星期。在《本草经疏》之中记载，醋“酸能敛壅热，温能行逆血”，因此醋能消食开胃，消肿软坚。醋当中含有琥珀酸、醋酸、山梨糖、柠檬酸、维生素B1、维生素B2和烟酸、高级醇类等成分，可以起到杀灭流感病毒的作用，对肺炎双球菌、白色葡萄球菌、甲型链球菌、卡他球菌、流感杆菌有着极强的抑制作用，用醋杀菌是居家比较常用的方法。方子之中使用凉白开水可以淡化醋的酸味，而水当中的矿物质也可以起到辅助治疗的作用，如果换成山泉水效果会更好。

此外，含漱生姜水也能起到相同的功效。将适量生姜水煎好，用于每天早晨的漱口，甚至以生姜水代茶喝。科学研究发现，生姜之中含有抗菌成分，可以抑制细菌的生长繁殖，对于各种痈肿疮毒有治疗作用。

一个多月后，我偶然遇到周女士，她非常高兴地告诉我，她的口腔问题解决了，牙龈肿痛也消失了，她现在还是坚持用这个方法漱口，并且向很多有相同疾病的人推荐了这个方子。

有些人觉得生姜与醋都有很强的刺激性味道，这里还能选择另外一种替代品——金银花。金银花从古至今都被奉为解毒清热的良药，它性甘寒，清热但是并不伤脾胃，能够正气祛邪。

牙周炎的防治其实极为简单，大家在日常生活中必须要注意保养，每两三个月就应该更换一次牙刷，养成良好的饮食习惯，多吃富含维生素的蔬菜。

缓解牙疼，可选花椒白酒

俗话说得好：“牙痛不是病，痛起来真要命。”这句话可能会引起很多人的共鸣。

记得我有一次回老家探亲，与我一起的还有表哥。可能是因为上火的原因，表哥的牙突然疼了起来。他捂着腮帮子无奈地看着我，希望我这个做大夫的能够给他解决意见。

我让他将嘴张开，他并没有蛀牙，估计就是上火引起的牙龈炎。他是左边的牙痛，我就按住他右手的合谷穴。中医上对于合谷穴的概述是“面口合谷收”，面部和口腔的疾病可以通过合谷穴进行治疗。这样按揉了 5 分钟左右，表哥牙疼的症状明显改善。

不过，按揉合谷穴不过是临时抱佛脚，这个方法只是有止疼的效果，所以我要求他继续按住合谷穴，我自己去小卖店买了一些花椒和一瓶白酒。买回来后，我将大约 10 克的花椒放进茶碗里，然后往里面倒入半杯开水，用盘子扣上浸泡 5 分钟，然后又倒了大约一两多的白酒，然后将盘子继续扣住（主要是为了不让药挥发出去，以免降低药效），等水凉以后将花椒滤去，让表哥喝上一口。我在旁指导，方法如同早晨漱口一样，一会儿低头，一会儿仰头。如此这样做了十分钟，将嘴里的“药”吐掉，他惊喜地发现，完全没有疼痛的感觉了。

吃完晚饭之后我又让他这样做，每小时一次，睡觉之前总共做了三次。当晚表哥睡得非常香，晚上牙疼一点都没有发作。

这个方法能够取得这样的效果，起到主要作用的就是花椒。早在《神农本草经》上就有“花椒味辛、温，主治风邪气，温中，除寒痹，坚齿明目”的记载。同时，花椒有一定的麻醉功效，浓花椒水的麻醉功效甚至可以与普鲁卡因（一种麻醉药）等相媲美。不仅如此，花椒中还有消炎止痛、抑制局部炎症反应的成分，而且花椒中所含的挥发油对多种细菌、真菌有杀灭的效果，对牙龈炎之类的感染性牙病，还能够起到治本的效果。

可能大家会觉得，如果起到决定作用的是花椒，那么是否可以直接用花椒泡水，或者是用水煮？能否省掉白酒呢？我觉得还是应该选择白酒，因为白酒不仅仅能够消毒杀菌，酒中的乙醇还能将花椒中的成分最大程度溶解出来，以发挥最大效果。

牙痛的大多数原因是忽视口腔卫生而导致牙龈发炎。到医院进行治疗，基本上采用的方法就是抗菌、消炎、止疼。花椒白酒也可以取得同样的效果，所以这些对于一般的牙疼都是有显著功效的。但是，若是因为牙髓炎引起的牙痛，其根源在牙齿之中，含漱花椒白酒很难进入牙齿内部，这个方子的效果也降低了很多。

如果在家中一时找不到花椒和白酒，也可以选择用老陈醋进行漱口，有时候的牙疼并非是牙齿本身的原因，特别是老年人突然的牙疼，家属应该想到是因为心绞痛或是心肌梗死造成的。心脏缺血引起疼痛时，患者有时候胸口不会感觉到疼痛，而会觉察到牙痛、喉咙痛或者胳膊痛，鉴别起来非常的困难。因为心脏问题引起的牙疼，对牙齿的局部消毒是没有作用的，这种情况要及时入院治疗。

老年斑，番茄祛斑快

张大妈有一个好朋友，前一阵子在家洗澡，不小心跌了一跤，痛得根本就站不起来，等到了医院一检查才知道，股骨已经轻微骨折，医生说造成这种现象的原因是骨质疏松，轻轻一摔就造成了这么严重的后果。张大妈很担心，她害怕自己在未来的某一天也会这样，于是就跑过来问我有没有什么方子可以预防。我告诉她，想要预防骨质疏松，最先要做的，就是补钙；另外，有一种食物也要经常吃，这种食物就是番茄。

有些人说番茄是不能经常吃的，这是因为番茄中含有尼古丁的成分，因此吃番茄就等于吸烟，这样的说法是不科学的，危言耸听。番茄并不是有害的食品，相反却是非常健康的食品。番茄中虽然含有少量的尼古丁，但是含量非常的低，根据测量，要吃一吨的番茄才能够抵上一根香烟中的尼古丁的含量，所以完全不用担心。

张大妈听到后非常欣慰，但是还是想知道为什么番茄能够预防骨质疏松。我就告诉她，这是因为番茄中含有一定量的番茄红素，这是一种非常强大的抗氧化剂，能够强力地“拆除”人体中的自由基，因此番茄红素能够有效防治骨质疏松。曾经有人进行临床试验，让试验对象吃含有番茄红素的食物，七天之后就发现，他们的骨骼有明显的改善。

我看到张大妈的脸上还有一些老年斑，于是我就顺便告诉她，经常吃番茄不仅能够预防骨质疏松，对于治疗脸上的老年斑也有一定的效果。不过想要达到这种效果，最好的治疗方法就是：将番茄切成片，或者将纱布放在番茄汁中浸泡，敷在色斑的部分，大约半个小时，每周 1 ~ 2 次，这样坚持几个月之后，效果就会非常的明显了。番茄红素还有明显的保护血管的作用，能够防止动脉硬化的产生，因此就会预防冠心病、脑卒中等疾病的发生。

除此之外，番茄红素还有一定的抗癌作用。很多研究都表明，很多癌症的发生，都与番茄中的番茄红素的摄入量有关。若是摄入大量的番茄红素，发生前列腺的危险就会下降 20%。所以说，番茄能够治疗癌症是有一定的科学根据的。

番茄红素是脂溶性的，不会溶于水，如果只是吃新鲜的番茄，或者是新鲜的番茄汁，番茄红素就不容易被肠道吸收。所以，应该将番茄和植物油一起炒熟了，让番茄红素与植物油溶解在一起，这样才是最科学的吃法。

做番茄的方法也很简单，例如番茄炒蛋、番茄汤等。如果可以的话，最好是每天都要服用半斤的番茄。听了我的介绍，张大妈非常的高兴，回家后就开始吃番茄。半年以后，她的气色果然好多了，在我这里体检的时候，我还发现他的骨骼也非常的健康。

黑斑、雀斑、青春痘，都有偏方可选用

女人最怕的就是自己的那张脸出现斑斑点点，可能肤色黝黑一些都不会让女性朋友觉得尴尬，但是斑斑点点却是用化妆品都难以掩盖的。黑斑、雀斑、青春痘就是女性脸上常见的斑点，下面分别介绍一下能够治疗这三类斑点的偏方。

一、黑斑

黑斑就是由于肝脏、肠胃过劳所致，尤其是到中年的女性，黑斑比较常见，也是非常难祛除的，主要是疲劳过度产生的，用干松粉治疗这种黑斑效果显著。

干松粉的配方为干松、三奈、香薷、白芷、白蔹、防风、藁本、僵蚕、白附子、天花粉、绿豆粉、肥皂分别取 15 克，将上述药物研成末状后过筛，取细末。

每天早上起床之后将脸清洗干净，然后将研好的细末和香脂调匀，按香脂和甘松粉 5：1 的比例调和，然后涂抹在脸上。

二、雀斑

中医上认为，雀斑是由于风邪侵袭皮肤、气血不和导致的。雀斑多为黄褐色、咖啡色等，多出现在脸上、脖子上、肩上等双眼眶和额头容易被感染。在青春期的时候症状会加重，会随着年龄的增长而变淡。

治疗雀斑常用的最佳偏方就是七白粉。七白粉的配方是：白僵蚕 10 克，白附子 10 克，白硼砂 10 克，白石膏 10 克，白滑石 3 克，白丁香 3 克，白冰片 1 克，一同研成细末备用。

每天晚上临睡前将七白粉用少许水调和均匀之后涂抹在脸上，清晨起床后再将其清洗干净，坚持涂抹几个月，雀斑就能够消失。

三、青春痘

青春痘俗称“粉刺”，在青少年人群中比较常见，部分人甚至会长青春痘直到 30 岁。出现青春痘主要因为人体内激素分泌失衡导致，使得脸上部分毛孔皮肤增厚，油脂不能顺利排出，于是形成青春痘。青春痘要分阶段治疗。

如果青春痘症状较轻，只是脸上某个部位零零星星长出几个“小痘痘”，每天用盐水洗脸就可以。取 15 克盐用沸水融化，然后放入洗脸盆中。对付初期青春痘，使用这种方法清洗几次就能够看出效果。

如果青春痘症状已经非常严重，满脸都是，可以擦一些白芨粉。白芨粉的配方：白芨、白芷、辛夷各 6 克，黄芩 3 克，一同研成细末后放入瓶中密封，防止药物与空气接触被氧化，使得药物失效。

每天晚上睡觉之前清洗干净脸后将药末倒在手心中，然后用适量清水调和均匀，涂抹在患处。通常擦一个星期左右，脸上的青春痘就会消失，两个星期之后黑迹也会慢慢退去，痊愈或一个星期涂抹 1 ～ 2 次，防止青春痘复发，同时能够保养肌肤。

湿疹莫发愁，黄瓜皮能解忧

湿疹是一种常见的、由多种因素引起的表皮及真皮浅层的炎症性皮肤病，也是一种过敏性皮肤病，以皮疹多样性、对称分布、剧烈瘙痒、反复发作、易演变成慢性为特征。临床上，湿疹的特点有渗出性、对称性、瘙痒性、多形性和复发性等特点，可发生于任何人体部位、任何年龄、任何季节，其中在冬季发病最为厉害。

从中医学的角度来看，湿疹是由湿邪引起的，湿可蕴热，发为湿热之症，久湿则伤脾脏，热则伤及阴血，而致虚实夹杂之症。所以，补脾养血、去湿热是治疗湿疹的根本方法。

记得我还是学生的时候，与同学们到大西南采风游玩，顺便了解当地的风土人情，并采集相关的草药标本。因为我是北方人，从未到过南方，而且正逢盛夏，南方的气候非常潮热，在山区待了一个月，我身上就开始起湿疹。

那时候的我虽然还只是学生，但我已经知道了两个治疗湿疹非常有效的药方。一个就是黄瓜皮汤，主要的做法削黄瓜皮若干，用水煎三分钟左右，然后加入糖服用，一日 3 次。黄瓜的主要作用是清热解毒，在《陆川本草》则称其可以“治热病”，在《日用本草》之中称其可“除胸中热”。白糖的作用是润肺生津，补中缓急，对于肺燥咳嗽起到辅助治疗的作用。

另外一个办法就是将冬瓜带皮切块煮汤。冬瓜是夏季的时令蔬菜，夏天非常的炎热，心情烦躁、闷热不舒服的时候吃一些冬瓜就能得到缓解，主要是因为冬瓜性寒，有清热、利尿、化痰、解渴等多重功效，也能治疗痰喘、痔疮、水肿、暑热等症。冬瓜若是带皮煮汤，可以起到消肿利尿、解暑清热的作用。在《日华子本草》当中提到，冬瓜有“除烦，治胸膈热，消热毒痈肿”的作用。

于是，我便问领路的老农，是否有黄瓜与冬瓜。山里的老乡回答的大致含义是：黄瓜、冬瓜的确有，但是两个方子都需要煮汤喝，可山里不能随意起火。我当时有些沮丧，可老乡却从山田之中挖出两块马铃薯来，就着溪水洗干净，削了皮，捣成泥后敷在我的胳膊上，用纱布一包。老乡说，这个办法是老辈人传下来的，一天换 3 次，湿疹不用三天准好。

马铃薯，原名洋芋，味甘，性平，外敷有解毒消肿的功效。根据研究证明，马铃薯可以起到保养容颜、润泽肌肤的作用。将新鲜的马铃薯汁液涂于皮肤表面，有非常好的增白作用；夏天若是被太阳晒黑、晒伤，涂抹马铃薯汁也有很好的效果，并且无毒副作用。将马铃薯切成片敷在脸上，具有护肤美容、减少皱纹的作用。年轻人一般分泌的油脂都非常的旺盛，经常受痤疮、青春痘的困扰，用棉花蘸上新鲜的马铃薯汁涂搽可以缓解这个症状。

我就是敷了三天的马铃薯泥，湿疹便好了。

湿疹患者在平时应该注意减少外部刺激，包括搔抓、热水烫、日晒等；衣着宽松，生活要有规律，劳逸结合；尽量不要穿化纤或毛制品；最好不要吃鱼虾、辣椒、浓茶等。同时注意调节心情，从沉郁的怪圈当中走出来。

第四章

五脏护理小偏方，安心养胃润肝肠

常放风筝，健脑养心

我国放风筝的历史极为悠久而且风筝做工精良、种类多样，遍布全国各地，驰誉中外。而今，放风筝已经成为风靡世界的游戏。

放风筝不仅是一种娱乐现象，更重要的是有助于身体健康，因而受到脑力劳动者以及慢性病患者的青睐。

依据中医理论，春季一到，阳气逐渐生发起来，人体气血就会呈现向外抒发的形势。入春之后放风筝是最适合老年人的健身方式之一。

户外空气新鲜、阳光明媚，外出晒晒太阳，呼吸新鲜空气，可以促进血液循环，加强人体的新陈代谢。放风筝的场所一般在广场、田地，人们在温煦的阳光照耀下，呼吸着新鲜空气，如同服用营养剂一般，能够提高人体的免疫力，促进机体各方面机能，这对诸多的慢性疾病，如冠心病、心脏病等具有很好的防治作用。

放风筝时主要的动作是放线、收线，前顾后仰，时停时走，时缓时急，松弛有度，有动有静，手、眼、脑协调配合，人的机体各部位在不停地运动，这样的运动可以充分舒展运动，对健身有很大的好处。

放风筝能够有助于益智健脑。风筝从低空翩翩而起，左右摇曳，上下翻飞，要想保证风筝的稳定，大脑必须做出正确判断，及时调整。就在这个时候，我们可以去除一切烦恼，任由思想在天空飞翔。

许多脑力劳动者如学生，由于经常写字、看书，眼睫状肌长期处于极为紧张的状态，既易疲劳，又容易导致眼睛近视。而远望天空时，睫状肌松弛，眼内晶状体呈现扁平状态，能够调节视距，消除眼睛疲劳，防治近视眼。

随着科技进步，人们对于放风筝的健康认识更加深刻，国外还总结出了“风筝疗法”。根据研究认为“风筝疗法”对精神抑郁症、神经衰弱、视力减退、缓解脑疲劳、小儿智力不足等都有一定的疗效。

同时放风筝能够净化心灵、陶冶情操。仰观随风而上的风筝，可以激发人的意志，意气风发。

放风筝有利于舒展筋骨，放风筝时腰部及腿部的肌肉得到充分的锻炼。特别是现在非常流行的运动风筝，比传统风筝更需要体力，更需要全身的肌肉同时配合。

放风筝可以提神健脑。人们在放风筝的时候，需要根据风力的大小，对手中的牵线做出一定的调整，从而起到控制风筝频率的作用，这就锻炼了大脑的快速反应能力。而且当人们对放风筝感兴趣以后，就会尝试制作各种风筝，想着创新，头脑就会思考，而起到动脑的作用。

风和日丽的日子里，是放飞风筝的最佳季节，您不妨抓住这有利的时机，走出房间，在蓝蓝的天空下自由的放风筝。

治疗心慌心悸，黄芪来“补气”

前几年，张女士患上了病毒性心肌炎。开始的时候认为是感冒，于是就吃一些治疗感冒的药物，随后鼻塞、头疼的症状好了，但是胸口非常闷，而且有较为明显的心悸、心慌症状。

这种疾病虽然不是很常见，但是碰上了也是非常麻烦的。经过治疗，她的心肌炎基本痊愈了，但是却遗留下了心律失常的顽疾。一开始工作就精神紧张、身体疲惫，生气的时候就感觉心悸、心慌和胸口疼痛，但是经过休息，平常的时候症状又不是很明显，心跳也恢复了正常。医生诊断说是心肌炎过后偶尔发生的期前收缩（异位起搏点过早冲动而引起的心脏搏动，为最常见的心律失常），也没有什么好的处理方法，只是叮嘱她注意休息，避免情绪波动。张女士并不甘心，难道自己以后就这样病歪歪的，不能生气也不能劳累吗？经人介绍，找我治疗。

我告诉张女士，对于偶然发作的心脏期前收缩确实不提倡利用西药干预治疗，因为药物有很多的副作用，但是可以采用中药进行调理，见效虽然比较慢，但是比较安全。我便向她推荐了一个方子：用黄芪 15 克，以开水冲服当作每天的茶饮。

黄芪是非常有名的补气药物，有“补气诸药之最”的美誉，像张女士患心肌炎后出现的心律失常，从中医的角度来看就是外邪侵入，损伤了心气，用黄芪补心气是最佳的选择。黄芪里含有的黄芪总黄酮成分能够起到抗击心律失常的作用。因此不管是中医还是西医，这种简单易行的方法都能适用。

张女士按照我的方子每日泡黄芪水喝，过了一个月，告诉我非常有效。以前她到单位的时候，每个月至少发生 2 次心律失常，但近一个月只发生过一次，病症发作的时候症状也有所减轻，只要休息一刻就调整过来了。她继续使用这个方子，连喝了 3 个月，心悸、心慌已经完全康复了，并且心情大为改善。

黄芪是补益气血的良药，不仅能够治疗心律失常，还能帮助人体提高免疫力。此外，黄芪的抗衰老功能也得到证明。有人曾经做实验研究细胞生长寿命，结果发现，如果不使用黄芪，细胞在分裂繁殖到第 61 代的时候就会死亡，但经过黄芪之后，却延长至 88 ~ 89 代才死亡。所以，普通人可以采取黄芪泡水喝的方法，用来补气、强体、延寿以及提高免疫力。

若是总喝黄芪水感觉不是很好，也能利用黄芪熬粥喝。每次煮粥的时候只需要放入 30 克黄芪，大米数量自己掌握，小火炖熟即可。

心苦缓，急食酸以收之

前几天看到一部非常有意思的电视剧叫作《我叫王土地》，里面有一个情节让我记忆犹新。就是有一个叫杨大业的财主，他非常的吝啬。杨大业被土匪抢去了银圆后，又被王土地“借走”，整日喊着要杀人要钱，当王土地把钱还回来的时候，杨大业望着白花花的银圆，异常的兴奋，最后发疯了。这个情节让我非常的感兴趣，杨大业平素是最抠门的，什么事情都要“亲力亲为”，舍不得花一点钱，最后落得个疯癫的下场。

其实，像杨大业这样，因为过于激动而发疯，甚至死亡的情况不足为奇。而《范进中举》中年纪过大的举人范进则是一个非常鲜明的例子，因为榜上有名，弄得自己疯疯癫癫。“乐极生悲”的例子不胜枚举。

很多人觉得这些故事都是由人杜撰的，一点也不真实。其实啊，艺术表现虽然高于生活，但是来源于生活。因为过于激动导致身体出现问题可真不是杜撰出来的，它是有医学根据的。情绪之所以能影响身体，最大的原因就是气。上文已经讲过，气是生命体活动的重要因素，各种强烈的精神刺激都会妨碍气的正常运行。人在非常兴奋的时候，体内本来正常运行的气，会因为突然受到情绪的变化，运行的方向出现变化。就如同厄尔尼诺现象对大自然造成的破坏一样，这种体内气血出现非常大的干扰，就如同大海上出现的龙卷风，对身体健康有很强的破坏力。

每逢过年过节，医院里就会增加很多的心脏病、心脑血管疾病的患者。健康类的节目，就开始告诉人们如何的进行养生，保养身体。可惜，这些节目一般只会从饮食和生活习惯上去说，却不知道一到过年过节，过于激动兴奋也会影响我们的身体。

现在的年轻人都不习惯与老人住在一起，再加上工作繁忙，回家陪伴老人的机会也是越来越少。老人呢，孤零零的，孩子经常不在家，精神非常的空虚。这一放假，孩子们都回家了，很高兴，做了非常丰盛的一大桌子菜。但是脾胃很难消化，于是要把供应心脏的气血调动到脾胃上，而人愉快和激动的时候，心气就是涣散的，还要帮助脾胃消化，自然就会气血不足，心脏病突发的可能性也就大大增加了。

所以，老人们在家里必须给自己找一点事情做，不应该将精神全部寄托在孩子身上。过节的时候，也不要过于高兴而吃很多，对于那些非常油腻的食物，千万不可多吃。当然，需要告诫年轻人的是，经常回家陪一陪老人，不要让老人的情绪波动过大。古人在谈论孝道的时候就讲“父母在，不远行”。虽然现代社会并不一定按照这个的意思来做，但是抽出一些时间，勤快点，经常回自己的家，让老人感受到子女是关心自己的，不至于双方总不见面，一见面老人就非常的激动。

人逢喜事精神爽，都希望开开心心地度过每一天！但要将自己的情绪控制在一个合理的范围内，并不是很容易做到的。这时候该怎么办呢？其实并不难，高兴的时候多吃一些带酸味的食物。从中医的角度讲，酸味有收敛的作用，有凝气固神的作用。

在《黄帝内经·素问·臧气法时论》中讲："心苦缓，急食酸以收之"。在清朝康熙年间的名医高士宗在其《黄帝内经·直解》中讲得更加的清楚："志喜而缓，缓则心气散逸，自伤其神矣，急宣食酸以收之。"意思是指在高兴的时候，最好吃一些带有酸性的食物收敛一下，不能让心气过度涣散。现代医学也一再强调，酸味食物是心脏病患者最好的选择。

现在我给老年朋友和心脏不适的患者介绍一道山楂肉干，既美味可口，还能有效地预防心脑血管疾病的发作，虽然是肉类却不油腻，偶尔品尝几次是没有问题的。这道山楂肉干既可以预防心脏病、高血压等老年疾病，还有健脾开胃的功效。

做法如下：将买回来的瘦肉洗净去筋，然后把事先洗净的山楂去杂质，拍破，另外葱姜切片备用。

将洗净的山楂放在水中煮沸，后加入瘦肉烹煮，肉至六七成熟捞出山楂。将肉放凉后切成5厘米左右的细条。用酱油、姜、葱、料酒、花椒搅拌，并且腌制1小时，过滤水分。

然后放油将锅烧热，接着将腌制好的肉条放入锅中油炸，肉条成黄色以后出锅，将油滤去。然后再往锅中放油，将山楂放入锅中过油，最后将肉条再放入锅中，反复翻炒，小火，然后放入香油、味精、白糖，和匀起锅。美味好吃的山楂肉干就做好了。

菜中加入了山楂，有很好的开胃健脾的功效，对于那些有忌口问题的老年人或是病人，是一道非常不错的开胃菜。逢年过节，将这道菜端上餐桌，不仅色香味俱佳，而且可以很好地收敛心气。

五行润肺化痰粥，呼吸系统更轻松

我们的肺的结构如同海绵，包含着众多小孔，当我们吸气的时候，空气里面的灰尘、杂质便会随着空气进入这些小孔里面，虽然我们的肺脏会不断清除这些杂质，但仍旧会有一些灰尘、杂质堆积在小孔里面，加重肺部负担。

老一辈的人常常会说，现在的年轻人把美看得比命还重要，即使是寒冷的冬季，仍旧衣着单薄，岂不知，肺部受寒冷侵袭后很容易感染支气管炎，不及时治疗，容易诱发心脏病，还可能会由于气血不足而出现乳房萎缩、经量减少甚至闭经、脸上长皱纹等。

随着年龄的增长，肺部的小孔中积累的灰尘、杂质会越来越多，不及时清理，再加上易感冒，感冒后没能及时治疗，很容易诱发肺炎、肺肿等。如此一来，原本通畅的小孔会变得更小，身体中的痰饮不能顺利排出，病毒会趁机入侵，进而引发发烧、咳嗽等症。久而久之，就会出现咽炎、气管炎、支气管炎等症。

出现上述症状的朋友应当及时为自己“洗肺”，将肺脏之中的脏东西清洗出去，而五行润肺化痰粥即为“洗肺”的佳肴。下面就来为大家详细地介绍一下五行润肺化痰粥。

此粥主要由西米、白果、银耳、冰糖烹调而成，皆为白色，在五行之中属金，能够入肺经。此粥中的西米可润肺化痰、健脾。脾变强健，能够很好地将食物化为精微之气送至肺中；白果为化痰良药；银耳能够滋阴润肺、化痰祛浊；粥中加冰糖，能够增加粥的口感，而且，冰糖本身为润肺化痰之佳品。

五行润肺化痰粥能够很好地清除肺中的痰浊、杂质，调治急慢性咽炎、支气管炎、气管炎、哮喘、肺气肿、高血压、冠心病等。

大肠经和肺经互为表里，在五行之中属金。每天早上 7：00，即大肠经当令之时，气血最旺盛，这个时候吃粥，粥的营养能够迅速抵达肺部，润肺化痰效果更佳。

到了中午 11：00，即脾经当令时。脾经在五行之中属土，土生金，脾经为肺经之母，这个时候喝粥，粥中的阴阳能够迅速转化为精微之气，输送至肺，如此，肺能够发挥出最佳的化痰之功。

五行润肺化痰粥能够滋养娇嫩的肺，让肺保持一定的滋润度，肺主皮毛，肺润泽则皮肤润泽，光滑细腻，不易生皱纹、色斑，毛孔不易粗大。由于肺和大肠互为表里，肺润，大肠才能有充足的水分处理宿便，防止便秘。

提醒大家注意，粥熬熟后，应当在 12 小时内吃完，因为银耳放置过久后食用易导致腹泻。此粥可以彻底清洗肺中杂质，使肺变得更干净，不但能够美容美肤，还能够调理各种疾病，如呼吸不畅、咳嗽、发烧、哮喘等。

山药，补肺虚少不了它

山药是常见的食材，有时候会把它烹饪成菜肴，有时会把它制成甜品，还有时候会做成冰糖葫芦……吃过山药的人都知道山药好吃，味道香美，可却没几个人能说出山药的营养价值。尤其是山药的补肺虚之功，更是鲜有人知。

山药浑身是宝，特别是对于女性朋友来说，补气血之功非常好，可以自己做些拔丝山药、山药蛋糕等，经常吃山药，不但能够避免皮肤起皱，还可抗衰老。

山药性平，味甘，质厚，入脾、肺、肾三经，对这三个脏腑都有非常好的保养之功，是可以同时补养这三个脏腑的佳品。通常情况下，补肾药物、食物多味厚，难以消化，因此，补肾的过程会伤害脾胃。脾胃虚后，对药、食物的消耗能力就会变弱，那么尚未消化好的东西停留在体内就会变为垃圾、毒素。

下面再来谈一下肝，肝最常犯的病是肝血虚，肝火旺盛，因此，补肝药物、食物的性质大都寒凉，因为只有这样才可清热解毒、滋阴降火，而寒凉之物是最伤脾胃的。因此，补肝久了，脾胃容易出问题。最难得的是，山药可以照顾到三个脏器。

因此，《本草纲目》中提到，山药为“补虚羸，除寒热、邪气，补中、益气力、长肌肉、强阳、益肾气、健脾胃、止泻痢、化痰涎、润皮毛”之品，其滋补之功非常强，不过不像其他食物那样只偏一项，要么滋阴、要么益气。可是山药起到的为阴阳双补之功，既可以补阴，又可以补气，还可以做到补气不上火，补阴不助湿滋腻。

既然阴阳双补，兼顾三脏，那么它都能治疗哪些病呢？《药品化义》中提到：“山药，温补而不骤，微香而不燥，循循有调肺之功，治肺虚久咳，何其稳当。

因其味甘气香，用之助脾，治脾虚腹泻，怠惰嗜卧，四肢困倦。又取其甘则补阳，以能补中益气，温养肌肉，为肺脾二脏要药。土旺生金，金盛生水，功用相仍，故六味丸中用之治肾虚腰痛，滑精梦遗，虚怯阳痿。但性缓力微，剂宜倍用。”

我们先来说一下山药的润肺之功。肺为娇脏，容易出现问题，无论是一时着凉，还是大病导致体虚，都会引起咳嗽、气喘等症。秋冬季节时，气候干燥，肺容易受外邪侵袭，此时节最重要的养生原则为制怒，而山药可以起到非常不错的滋阴润肺效果。

再说一下山药的养脾之功。脾为生化之源，脾胃出了问题，气血生成就会受阻。多数人都会有这样的体会，天气、季节发生转变时，脾胃很容易出问题。比如，冬季到春季这段时间，脾胃经过严冬后，会变得虚弱，出现食欲下降、大便溏稀、肢体倦怠等症。此时可以熬些山药薏米粥，既能够治疗上述症状，又可以在根本上补养脾胃，粥类物质比其他食物更易被化成气血。

下面说一下山药的补肝之功。肝主春，即春季肝火最为旺盛，因此，女性在春季时皮肤会变得干燥，头发变得枯槁，有时候口舌生疮，面上生疮等，因为肝火会耗伤大量阴血。因此，春季要补血，可以多吃些山药。

肾脏，《药品化义》中提到，山药可补阳，还可治疗遗精等肾虚症状。对于女性朋友来说，肾虚会引发尿频、月经不调等症，所以，山药对女性经血的调整也有非常重要的作用。对于月经不调的女性朋友来说，平时可多吃些山药。

现代研究证明，山药还可预防心血管系统脂肪沉积，保持血管弹性，预防动脉硬化过早发生，降低皮下脂肪沉积。因此，对于女性朋友来说，要防病、美容，少不了山药。

下面为大家介绍两款常见的山药菜谱：

一、山药排骨汤

材料：山药，猪大排，姜，盐。

做法：

1. 山药去皮后清洗干净，切成块状，放到冷水中浸泡；排骨飞水，清洗干净；姜清洗干净后切成片状。

2. 将上述材料放到热水锅中，先开大火烧一会儿，之后转成小火继续煨 2 ~ 3 小时，调入适量食盐即可。

功效：润肺，养肾，助消化，降糖，延年益寿。

二、清炒山药

材料：山药，葱，姜，食盐，鸡精，白醋，白糖。

做法：

1. 将山药清洗干净，放到开水烫一下，去皮，切成菱形片状，切好后放到冷水中浸泡。

2. 把山药从冷水中捞出，放到沸水中焯一下，之后放到冷水中浸泡，捞出，沥干水分。

3. 把盐、鸡精、白糖、白醋、葱、姜放到锅中，调成汁液。

4. 将锅置于火上，倒入适量油，油热后，放入山药片，倒入调好的汁液翻炒，出锅装盘即可。

功效：润肺，养肾，助消化。

三、山药药膳汤

材料：山药，玉竹，麦冬，枸杞，鸽子，盐，味精，鸡精。

做法：

1. 先把鸽子处理干净，切成块状之后放到沸水锅中去腥。

2. 将鸽子肉放到锅中煎炒，之后放入适量高汤或开水；水沸后把肉捞到汤罐里。

3. 把药料放到锅中，煮熟后把汤倒进罐中，开小火煮 9 分钟，出锅前调入适量盐、味精、鸡精即可。

功效：治疗肾虚、体弱，适合肾虚引发的夜尿增多、腰酸腿痛等症，还可滋养肺阴。

白芨、大黄，减轻消化道溃疡

俗话说：“人是铁，饭是钢。”只要一顿饭不吃或者没吃饱，身体就会觉得不舒服、难受，如果长期不注意饮食规律和保护肠胃，就很有可以患上肠胃病，比如胃溃疡或十二指肠溃疡等，肠胃病患者在病症刚开始的时候，大多都对其掉以轻心，把它当成是普通的胃病，自己买点胃药吃吃就算了。虽然自己买药吃的确可以起到一点效果，但是却很难根治，而且反反复复之后，病就拖得越来越严重了。

万先生就是这种情况。作为一个生意人，他经常忙得顾不上吃饭，然后又常常空着肚子陪他的客户们喝酒，这样几年下来，他的胃就出了很大的问题。有的时候还会有黑便，去医院检查，做了一个胶囊胃镜，最后诊断为胃溃疡，还有幽门螺杆菌感染。医生给他开了一些药，但因疼痛比较轻微，万先生也没有对此太在意，吃了几天药之后感觉似乎没什么大碍了，就把药往旁边一扔，完全忘记了医生叮嘱他要按疗程服药。

一个多月之后，他的胃部又开始有点隐隐作痛了，不过没有黑便，于是他又吃了几天医生给他开的药，感觉又不痛了，就这么吃吃停停反复了几次。再过了一段时间，他的胃痛又一次发作了，而且又有了黑便的症状，他再像以前那样吃药，发现已经没有效果了，于是他只好再一次来到医院看病，在朋友的介绍下找到了我。

我看了看他带来的病历，之前的医生给他开的处方当中有两种药。其中的一种叫"奥美拉唑"，是用来减少胃酸分泌的，这可是正规的胃溃疡三联疗法的用药，本来的话这药治疗胃溃疡的效果应该是非常不错的，不过万先生却这样服服停停，中途还自行服用过其他药物，药效就大打折扣了。

我认真思考了一下，最后决定用中药的方法给他调理，考虑到万先生的工作相当繁忙，就给他开了一个非常简易的偏方：大黄和白芨各 200 克，打粉后备用，每日饭前一小时用温开水冲服，坚持 4 周。

万先生看这偏方确实非常简单易行，于是就老老实实地坚持服用了两个星期。回来复诊的时候他说，上次看完病之后，当天回去他就依方服用，胃痛就感觉明显减轻了，到了第二天，他的大便颜色就恢复正常了，胃痛的症状也完全消失了。在这两个星期里他一直在按偏方吃药，胃痛、黑便再也没有出现过，问我这药是不是还要接着继续吃下去。我告诉他最好还是再坚持两周来巩固疗效。于是他老老实实又吃了两周，再回来复诊的时候，自诉的症状已经全部消失了，我让他去做了一个呼气试验，检查后发现幽门螺杆菌已经完全没有了。

现代研究发现，大黄对于幽门螺杆菌具有较好的杀灭和抑制的作用，在所有能杀灭幽门螺杆菌的中药当中也是排名相当靠前的，而且它还可以改善肠胃黏膜中的血液灌注量，从而改善胃部的微循环，使肠胃的气血流畅地运行。此外，它还可以起到直接凝血、止血的效果。早在汉代张仲景的《伤寒论》中就曾记载过大黄可以用来治疗吐血，现代临床上也同样会使用大黄来治疗消化道出血。

白芨当中含有白芨胶，可以牢固地粘在消化道黏膜的表面形成一层保护膜，从而有效地保护溃疡面，以促进其修复愈合。而在溃疡出血的局部，白芨还能增强血小板的功能，以促进血液凝固，从而达到止血的效果。这两味药并不仅仅只能用于病情不太急的消化道溃疡，哪怕是消化道大出血，在临床上也会经常用到。

要特别注意的是，大黄和白芨这两味药打成粉之后冲服，必须要一口气喝下。主要原因是白芨冲水之后会变得特别黏，如果慢慢喝，白芨就会附着在口腔黏膜上，口感自然就不好了。注意冲服的时候水要少放些，把粉调成糊状，如果感觉糊状难以下咽，就尽可能减少水的用量，让药物的浓度越高越好。当我们遇到口感不好的中药时，用不着担心，只要讲究一点冲服技巧，吃中药也可以吃得轻轻松松、快快乐乐的。

花草茶，清肝明目效果佳

绝大多数的女性朋友都喜欢鲜花，而今，随着花草茶的盛行，越来越多人开始热衷于花草茶了，因为花草茶具有一定的养生保健功效，尤其对于女性朋友来说，还有非常好的美容护肤之功。

经常喝花草茶，能够调节神经、促进新陈代谢，增强机体免疫力。还有很多花草茶能够淡化脸上的色斑，抑制脸上生出的暗疮，延缓肌肤衰老。此外，喝花草茶还能够舒缓压力、镇静神经。

下面就来为大家介绍几种常见的有清肝明目之功的花草茶。

一、菊花茶

菊花具有非常好的疏风清热、解毒明目之功。现代医学研究证明，菊花能够抑制葡萄球菌、结核杆菌、痢疾杆菌、流感病毒、皮肤真菌等。大剂量饮用还可降血压，治疗胸闷、心悸、气急、头晕、头痛、四肢麻木等。

二、菊花枸杞茶

取白菊花、枸杞子各 10 克，之后放到开水中冲泡即可。枸杞可滋阴补血、益精明目、降血糖、降胆固醇，预防动脉硬化，进而预防冠心病。

菊花枸杞茶有非常好的滋补肝肾、清热明目之功，非常适合视力下降并且伴随着腰膝酸痛的患者饮用。

三、五味养肝茶

取适量乌梅、山楂片、菊花、枸杞子、栀子，放到锅中煮沸后转成中火继续煮 20 分钟左右即可。此茶具有非常好的健肝养肝、明目之功。非常适合长痤疮、怕热出汗、视力降低的人群饮用。

四、槐花茶

取槐花、菊花、绿茶各 9 克，一同放到杯子中，倒入适量开水冲泡，盖好盖子焖上 5 分钟左右即可。此茶具有非常好的清热凉血、平肝明目之功。非常适合高血压引发的头痛、眩晕、目糊等症。

五、杞菊绿茶

取枸杞2克、杭白菊1克、绿茶3克一同放到杯子里面，倒入适量沸水，盖好盖子焖5分钟左右即可。具有非常好的养肝明目、散风清热之功。此茶非常适合肝火上炎、视力下降者饮用。

六、菊花决明茶

取菊花和决明子各9克，一同放入锅中，倒入适量清水浸泡20分钟左右，煎煮至沸即可。此茶具有非常好的平肝息风、清肝明目之功。非常适合高血压、头痛、头晕、目赤肿痛等患者饮用。

七、决明子桑菊茶

取决明子10克，菊花干品、枸杞子、桑叶干各8克，一同放到砂锅里面，倒入适量清水，煎5分钟左右，过滤出汤汁即可。具有非常好的清肝火、祛风湿、益肾明目、滋补肝肾、清肝目之功。非常适合视力模糊，双眼干涩、疼痛、疲劳，便秘、口干、头痛、头晕者饮用。

几副食疗方，解决老胃病

在我们的身体之中，胃是一个直接通过食物与外界接触的器官，尤其容易因外邪侵袭而患上各种胃病。但是需要对我们的祖先进行感谢，他们已经将一些治疗疾病的药物渗透到我们食物当中，让我们不用去找大夫，也不用闻难闻的消毒水气味，在不经意的时候，就可以通过食物治疗我们的疾病。经过上千年的相互交流，许多的医学常识都与我们的生活联系在了一起，例如风寒感冒的时候喝生姜水，夏天解暑气喝绿豆汤等。

每次去广东办事情，那里的朋友都是非常的热情，又是早餐又是下午茶，还有夜宵之类的，每顿菜肴都与养生有关，每种食物，他们都可以讲出药理。但是让我记忆最深刻的，是在正餐之前的汤品，这些汤或者饮品都会加入一些药材，比如黄芪、人参、枸杞子等，而且在喝汤以前，都会听到“暖胃”“养胃”之类的话，让人胃里非常的舒服。

胃处于我们身体的中焦，胃部喜欢温润，厌恶燥热，在吃饭以前喝一些汤，不但可以让胃温润起来，同时还有开胃的效果，而汤的营养，人在空腹的时候是最易吸收的，所以南方所讲的饭前汤，是很有养生道理的。

广东有一道非常有名的汤叫作老鸭汤，具体的做法是：老鸭一只，加上丁香、黄酒、葱、姜等，在一个非常大的瓦罐中蒸，经过老鸭汤店的时候，很远的地方就会闻到很香的气味。这道汤可以说是养胃佳品，老鸭汤不仅可以理气补虚、散寒养胃，还能通畅气血，经常喝老鸭汤的人，很少有得胃病的。在中医食疗当中，老鸭汤可以说是治疗慢性胃病的一种美味佳品。

在我们的脏器之中，胃是唯一个通过食物与外界接触的器官，所以容易受到侵害，比如风中的寒气、很凉的食物水果、食滞、气郁、痰瘀等，都会引起胃气的瘀阻，导致胃功能失调，引发胃病。

在中医学中，对于治疗胃病，有一个非常庞大的体系构成：有的人是因为上腹胃脘部位感到非常的不适，有的人因为下部胃部的不适，有人饭前不适，有人是饭后的疼痛，甚至恶心、呕吐……仔细讲解，好几天都解释不完。

还好，要感谢我们的祖先，让我们通过美味的食物就可以治疗疾病。除了前面介绍的老鸭汤，还有一种羊肉大麦汤也对胃病有治疗效果。

做法非常的简单，将羊肉和大麦按 3 ： 1 的比例放入锅中煮熟，然后放入一些盐，美味可口的羊肉大麦汤就做好了。羊肉有和胃健脾的作用，而大麦益脾温胃，这两种食物都可以起到养胃的作用。将两种食材放在一起，能够很好地治疗胃病。我治疗的一个患者，就是每天喝羊肉大麦汤，将多年的老胃病治好了。

假若是因为得了胃病去看大夫，不同的大夫可能会开出不同的方子。那么这是为什么呢？因为不同的方药，针对病症的侧重是不一样的。比如因为胃部的郁热导致的胃脘疼痛，一般就会采用丹栀逍遥散治疗，并根据病情配合连翘、黄连、延胡索等；而别的大夫可能会开薄荷、煨姜；还有的医生会开胃舒平、三九胃泰等。并且即使是一个大夫对一个病人，每次的药方也不一定是一样的，这就是“辨证施治”。

同样，治疗胃病的食疗方法也有很多，除了上面介绍的汤品，白胡椒烩羊肚、豆蔻馒头、萝卜饼、健胃粥等，也对胃脘疼痛的胃炎有治疗作用。甚至餐馆当中免费提供的大麦茶，也是温胃健脾不错的选择。八仙过海各显其能，比如我的一个病人，胃病治好了，以前失眠的症状也没有了，然后神经衰弱的症状也消失了。这些病之间的关联非常的大，一个病症治好了，有些病症也会随之消失。

蒲公英、甘草，专治慢性胃炎

一位老人到我这里就诊，他的生活非常不容易，极为坎坷，年纪一大就出现了胃酸、胃疼、胃胀的症状，曾经到社区的诊所看过，诊断为慢性胃炎，但是老人觉得药太贵，于是就没有治疗。听别人说我有一些省钱的方子，老人特意过来询问。我对老人的情况进行了检查，决定给老人开两个既便宜又有效的方子。

第一个偏方是：采取一些蒲公英泡水饮用，早、晚各饮用一次，一个月为一个疗程。

第二个偏方是：取10克左右的甘草，用开水浸泡15分钟，然后加入一些蜂蜜，搅拌后，在饭前服用，一日3次，半个月或一个月为一个疗程。

第二个方子的原理非常简单。幽门螺杆菌是造成慢性胃炎的直接原因，而蜂蜜、甘草都具有一定的杀菌作用。研究显示，它们对幽门螺杆菌，甚至是对常规抗生素耐药的幽门螺杆菌具有强效的杀灭作用。另外，蜂蜜味甘，中医认为可以起到缓解胃疼的作用，而且蜂蜜中的营养成分很高，喝进肚子能够起到帮助胃黏膜修复、愈合的作用。患者应该注意在饭前1小时服用，根据研究表明，如果喝完蜂蜜之后进食会促进胃酸的分泌，但是吃饭前一小时服用能够减少胃酸的分泌，这对老人反酸的症状有缓解作用。使用蒲公英入药方，在前面我们已经说过，蒲公英不仅能够杀灭、抑制幽门螺杆菌，还能对损伤的胃黏膜进行修复，所以，也能对慢性胃炎有治疗作用。

治疗慢性胃炎，最重要的就是将肠胃中的幽门螺杆菌杀死，现在由于临床对抗生素的滥用，幽门螺杆菌也随之有了耐药性。而现代中药研究发现，有不少的中药都对幽门螺旋杆菌有抑制作用，其中效果最明显的就是黄连。黄连泡水服用能够治疗慢性胃炎，但黄连泡水的味道非常苦，很多人受不了这种苦味，但是我们还能选择别的中药，如蜂蜜、甘草，杀幽门螺杆菌效力都要强于黄连，而且口感极佳，坚持服用效果非常突出。

一个月后，老人给我打来电话，老人两个方法都在用，用药第二天胃部就舒服多了。我听了非常高兴，让他坚持服药。因为中医重在调理，见效之后还需要巩固。

动动脚趾，也能够健胃

现如今，我们的生活变得越来越忙碌了，甚至越来越多的应酬已经让我们忘记了运动，一天到晚就是各种应酬。而在这种情况下，我们的胃开始向我们抗议了。此时如果我们无视胃的抗议，继续进行没有规律的生活，那么就可能会导致各种胃肠疾病的出现。时间一长，身体当中的其他脏腑机能自然就会下降，出现疾病。其实，健脾是非常简单的事情，我们只需要在空闲的时候动一动脚趾就可以了。

《黄帝内经·素问·阳明脉解》中说：“阴阳主肉，其脉血气盛，邪客则热，热甚则恶火”，意思就是说胃经主肌肉，它的经脉血气最旺盛，而一旦受到外邪的入侵就会出现胃热的现象，因此也有胃恶火的说法。而胃经一旦燥热，就很容易出现灼伤津液、口干、咽喉肿痛等症状。

关于胃经的行径路线，在《黄帝内经·灵枢·经脉》上有这样的记载："其支者，起于胃口，下循腹里，下至气冲中而合，以下髀关，抵伏兔，下膝膑中，下循胫外联，下足跗，入中指内间；其支者，下廉三寸而别下入中趾外间；其支者，别跗上，入大趾间出其端。"这段话就是说，胃经的一个分支从胃下口出，之后沿着腹腔内下行到气冲，之后再和直行之脉汇合后下行到到髀关，经过伏兔，到西膑中，沿着下肢胫骨的前缘下行到足背善，入足第 2 趾外侧端。由此可见，胃经的一个分支是要经过脚的第 2 趾和第 3 趾之间的，而胃经的原穴冲阳穴也位于脚背之上。所以，我说经常活动脚趾就可以有效促进胃经气血的流通，而且还具有健胃生津的作用。另外，我们有意识地活动脚趾，还可以转移我们的注意力，缓解压力，放松身心。

现在，每个人的生活和工作压力都非常大，特别是对于中年人而言，不仅要忙于工作，还要照顾一家人，让他们的身心异常的疲惫。而活动脚趾这个方法不仅不会占用我们多少时间，还非常的简便。当然，需要注意的是，我们在活动脚趾的时候，一定要将脚放平，并且紧贴在地面上，穿鞋和光脚并没有严格的要求，只需要利用空余时间经常活动即可。下面，我再为大家介绍一些具体的脚趾健脾方法。

1. 在坐或卧的时候，可以经常活动一下脚趾，用手去扳扳或是按揉一下，经常进行，自然会逐渐增强胃肠的功能。

2. 也可以用脚趾抓地、放松相结合的方式来进行动脚趾的训练，对经络实行"一松一紧"的交替刺激模式。这就需要我们每天抽出一点时间，要用第 2 趾和第 3 趾夹东西。

其实，我们在进行活动脚趾的时候，也可以顺便把小腿从上到下按摩一次，这样效果会更明显。因为在小腿上也集中了很多消化系统的穴位，比如大家熟知的足三里、足三阳、足三阴等，经常按揉这些穴位能够起到健胃养脾的功效，尤其是足三里，有“按按足三里，胜过老母鸡”的说法。

当然了，我们仅仅只通过脚趾的办法健脾肯定是不够的，还必须要改变自己的生活习惯。现在，很多人都有吃火锅的习惯，其实，太烫的食物对我们的身体是有伤害的，会烫伤我们的食道，增加患食道癌的风险。而且，太烫的食物也会影响到我们的胃肠道等气血活动，对胃肠产生刺激。最适宜的食物温度应该是 36 ~ 37℃，也就是和人的体温接近，所以，爱吃烫食的朋友一定要改变自己的不良饮食习惯。

还有一些人，特别是女性，管不住自己的嘴，经常吃一些高糖的零食，比如糖果、巧克力、甜点等。这些食物表面上可能非常顺滑、可口，但是，这些食物是不容易消化的，特别是巧克力，脂肪的含量非常高，经常吃的话，会出现恶心和胃胀等情况。另外太甜的食物吃得太多则会出现“反酸水”，所以，我们在饮食方面一定要注意。

呃逆不止，试试八角茴香汤

呃逆其实就是我们平时所说的打嗝，指的是胃气上逆，喉咙间发出了短而急促的声音，这是一种常见生理现象，因横膈膜痉挛收缩而起。

导致呃逆的原因有很多种，病情较轻，能够自行消退，但是有些人会出呃逆不止，这就属于顽固性呃逆了。

我丈夫的胃肠功能不是很好，吃过饭后打嗝不止，中医上将这种打嗝归为“嗳气”之列，打嗝的时候难以自制，打嗝有时候出声有时候不出声，他经常因此痛苦不堪。

后来，我无意中在一本杂志中看到了有关八角茴香治疗呃逆症的报道，之后每次他打嗝不止的时候，我都会为他煎煮八角茴香汁，效果非常好。

具体做法为：将20克左右的生八角清洗干净，捶碎，然后放入锅中，倒入适量清水进行煎煮，等到煎至药汁浓缩至一半的时候，就可以服用了。

由于丈夫胃寒严重，因此在为他熬煮八角茴香的时候我还倒入了适量蜂蜜，连续喝了一个月之后，他的呃逆症状就彻底消失了，食欲也较以前大增。

八角茴香分布在我国的福建、广东、广西、云南等地，其果实可以用来做料理，也可以入药。香味浓烈，具有驱虫、温中理气、健胃止呕、祛寒、兴奋神经之功。

八角茴香中的主要成分为茴香油，可以刺激胃肠神经血管，促进消化液分泌，同时增强胃肠动力，能够缓解胃痉挛，同时具有止呃逆之功。

但是要注意一点，野生的八角果实有剧毒，误食会致死，因此，一定要到市场上购买人工种植的八角茴香，不能自行到野外采摘其果实，以免发生意外。

干贝冬瓜：解毒利水，滋阴补肾

干贝即扇贝的干制品，色泽、味道、形态和海参、鲍鱼差不多。古语有云："食后三日，犹觉鸡虾乏味。"由此我们也能看出干贝的味道有多鲜美，它是扇贝裙边风干制成的。

干贝中蛋白质、碳水化合物、核黄素、钙、磷、铁等含量丰富。而且，干贝里面谷氨酸钠含量丰富，味道非常鲜美。

干贝具有滋阴补肾、和胃调中之功，可治疗头晕目眩、咽干口渴、虚痨咯血、脾胃虚弱等症，经常食用，能够很好地降血压、降胆固醇、补益健身。此外，干贝还能够抗癌、软化血管、预防动脉硬化。

虽然很多人喜欢吃干贝，却并不会挑选干贝，选购的过程中应当注意以下几点问题：颜色鲜黄，没有转变成黑色或白色，有白霜，而且有着很浓的鲜味；形状比较完整，呈现出短圆柱状，坚实而饱满，肉质干硬；没有不完整裂缝。优质而新鲜的干贝通常会呈现出淡黄色，像小孩的手指头一般大，粒小者次之，颜色发黑者更次。干贝的存放时间越久就越差。普通人都可食用干贝，但儿童、痛风患者不宜食用。

冬瓜味甘淡，性微寒，含有蛋白质、糖类、胡萝卜素、维生素、粗纤维、钙、磷、铁、钾等营养成分，并且钠盐含量低。夏天多吃冬瓜，不但可以消渴解暑、利尿，还能避免生疗疮。由于冬瓜利尿，钠盐含量低，因此非常适合慢性肾炎水肿、营养不良性水肿、孕妇水肿患者食用。

冬瓜具有解毒、利水化痰、除烦止渴、祛湿解暑之功，适合心胸烦热、小便不利、肺痈咳嗽、高血压等患者食用。但是要注意，脾胃虚寒、肾虚者应少食。

具体烹调方法：将冬瓜去皮、籽后清洗干净，切成厚片，干贝清洗干净后放入干净的碗中，撒入适量葱、姜、料酒，之后放到蒸笼中蒸至干贝熟烂，祛除，挑出葱姜，沥干料酒，把干贝撕碎、备用。在锅中加入少许鸡汤、姜片烧沸，之后放入冬瓜片、干贝丝，调入少许食盐，煮至冬瓜梳头后调少许鸡精，撒入水淀粉勾芡，继续煮至汤汁浓稠。把冬瓜整齐地摆在盘子中，最后淋上锅中的汤汁即可。将干贝和冬瓜搭配食用，具有非常好的补肾利水之功。

防止肾结石复发，还是要补钙

我的一位朋友患有肾结石，刚刚经过了碎石治疗，但是他心情依然非常紧张，因为他的朋友也曾经接受这样的治疗，但是没有几年，又出现新的结石，他担心自己的情况与那个朋友一样，于是向我咨询如何预防肾结石的复发。

我告诉他这是一个世界性难题。在21世纪，治疗肾结石并非是难事，但是要预防它，想要根治却非常困难。肾结石的男性患者的复发率高达80%，女性的复发率也高达60%。

这让亲戚极为的沮丧，他说既然这样容易复发，现在就必须把钱存好，准备将来的手术。我安慰了他几句，虽然这个复发的问题很难解决，但是也是有一定方法预防的，吃钙片就是一个预防的方法。朋友说结石就是钙的一种，再吃钙片，岂不是会生出更多的结石，这算什么预防的方法?

这样的思维非常正常，补钙会长肾结石已经成为一种常识，甚至有医生会叮嘱患者不要吃钙片。事实上，补钙能够起到预防肾结石发作的作用，缺钙却容易加大肾结石发作的概率。

在美国有两个不同地区的水的含钙量不同，专门研究两个地区的肾结石发病率，结果发现，自来水含钙量较低的地区肾结石的发病率较高。另外，根据研究发现，经常喝牛奶、吃奶酪和酸奶等钙含量高的食物，肾结石的发病率反而要比不吃高钙食物的低 30%。

这是因为绝大多数的肾结石都是由草酸钙构成的，磷酸钙的成分也较多，不过磷酸钙自己很难形成结石。所以，我们要预防肾结石，主要就是预防草酸钙的形成。

草酸，从名字上看应该是与草本植物有关，像我们所吃的蔬菜当中菠菜、番茄、土豆、茶叶等就有非常丰富的草酸。草酸钙结石都是在肾脏当中形成，最关键的不是钙，而是草酸。只有吸收大量的草酸，才能出现草酸钙结石，否则身体内不管含有多少的钙，也不会形成肾结石。

所以若是身体当中草酸的含量极低，就能预防草酸钙结石，而吃钙片的作用就是补钙。补钙能够起到将草酸钙排出体外的作用，反之，如果体内缺钙，肠道之中的草酸就会被吸收。

后来，我的朋友按照我的建议每天服用钙片，他的肾结石症状并没有复发。他以防万一到医院进行肾脏 B 超的检查，也没有发现异常，这样我的朋友才确信我的方法有用，心情也就好多了。

便秘了，每天半两核桃

我有一个朋友，他的父亲已经便秘一个星期了。据说以前买一些清肠道的茶就会好。现在却失效了，老人已经很多天没有排便，肚子里的毒素一直没有排出来，因此影响到了整个人的身体健康。

我赶忙给老人开了几个开塞露，让我们这里的护士给他灌肠。在灌肠以后，老人果然排便了，脸上也露出了笑容。但是我的朋友依旧非常担心，这次靠灌肠解决了，那以后再便秘要怎么办？难道每次都要来医院灌肠解决吗，或者用开塞露塞肛门？他的父亲非常反感用开塞露，从心底会有一种抵触的情绪。

我这个时候就告诉我的朋友，有一个偏方可以有效地根治便秘，这个偏方就是吃核桃，每天吃半两核桃仁，就可以有效地缓解便秘的症状。

就这样过了一个星期，我向朋友询问他老父亲的状况。然后得知他的父亲从回去之后就开始吃核桃仁，第三天的时候就已经开始排便了，然后每一两天都会排便一次，并且大便畅通，干湿正常。我告诉朋友这个方法要长期坚持下去，不仅仅是能够起到通便的作用，还能够有效地防止动脉硬化，预防老年痴呆。

这是因为核桃中含有非常丰富的核桃油，同时还含有大量的纤维素。吃进肚子里后，核桃油就会软化大便，润滑肠道。此外，粗纤维在吸收水分以后会膨胀起来，从而刺激肠道运动，这样就能够达到治疗便秘的作用。之前给他父亲用的药物都是刺激性的药物，通过直接收缩肌肉来治疗便秘，长时间用的话，就会导致药效减弱。

在中医学上，这种老年人便秘是一种“无水舟停”的现象，这句话就是说老年人血虚、津少，大肠得不到滋润，当大肠中的津液不足的时候，就会便秘。若是长期使用那些刺激的药物，只会让津液更加的不足，那么就像是一条停在枯水里的船，无法向前，只有当河里注满了水，船才能继续前进。

第五章

儿童神奇小偏方，天然安全效果棒

小儿发烧，病因不同，小方不同

发烧是儿童常见病之一，从中医的角度上说，孩子属稚阴稚阳之体，身体的发育尚未完全，体内气血仍然处在充实阶段，容易受到外界伤害。而发烧会使小儿身体承受更大的伤害。所以，小儿发烧后，家长要及时找出发烧的原因，同时积极地为孩子退热。

孩子发烧的原因有很多种，依据发病原因的不同将发烧分成风寒感冒发烧、风热感冒发烧、流感发烧、内伤乳食发烧、阴虚发烧、肺胃实热六种，应当先分析发烧的原因，之后有针对性地退烧。

一、风寒发烧

导致风寒发烧的主要原因是天气寒冷时没有做好保暖工作，或是在空调房内受凉，使得寒气侵袭体内。主要症状为：怕冷、发烧不高、头痛、浑身酸痛、鼻塞、流清涕、没汗等。风寒感冒导致的发烧如果不进行正确的治疗，常常会导致部分寒邪留在体内。

对于此类患儿，我常常会嘱咐其家长为其烹调番茄牛肉汤，此汤之中会添加番茄、胡萝卜、牛肉等红色食物，均有一定的温补功效，能够帮助孩子祛除体内残留的寒邪。

具体烹调方法：取适量牛肉，处理干净后切成小丁；将锅置于火上，倒入适量清水，放入牛肉，开火烧沸，牛肉软烂时捞出；洋葱清洗干净后切成丝状；胡萝卜清洗干净后切成棱形；西红柿清洗干净后切成块状；大葱清洗干净后切碎；大蒜清洗干净后拍碎；将锅置于火上，倒入适量植物油，放入葱花爆香，再放入番茄翻炒至软烂，下牛肉块、蒜瓣，倒入适量清水，炖半小时左右；放入洋葱、胡萝卜，继续炖 10 分钟，调入适量盐、味精即可。

二、风热感冒发烧

导致风热感冒发烧的原因多为自然界暑湿之气入侵孩子体内，主要表现为：发烧较重、汗多、鼻塞、流浊涕、咽喉红、舌尖红。此类型发热通常出现在春夏季节。感染风热感冒后，身体中常会遗留热邪作祟。对于此类患儿，我常常会嘱咐其父母为其烹调一道胡萝卜炒丝瓜。因为胡萝卜、丝瓜有行气、清热之功，能够祛除体内残留热邪，保持肌腠、二便通常。

具体烹调方法：取木耳 10 克，胡萝卜 120 克，丝瓜 200 克，冬菜、盐各适量。将黑木耳泡发后清洗干净；胡萝卜清洗干净后切成片状；丝瓜清洗干净后去皮，切成块状；胡萝卜、木耳先放到沸水中焯一下，捞出，沥干水分；将锅置于火上，油热后，下冬菜爆香，放入丝瓜翻炒至变软，加入胡萝卜、木耳翻炒，调入适量盐即可。

三、流感发烧

流感发烧通常为传染性细菌引发，主要症状包括：突然发高烧，头痛、浑身肌肉痛、咳嗽、疲倦，甚至呕吐、拉肚子等。年纪稍小的孩子不知道如何表达身体的不适，常常会又哭又闹，即使不哭闹，也会显得没精打采的。流感发热容易出现在秋冬季节或春夏季节交替之时。因为季节变换时，肌肤腠理之开闭、调节能力相对较差。

对于此类型患儿，我通常会嘱咐其家长用金银花、薄荷一同煮水让孩子喝下。不过有一点要强调，脾胃虚寒、气虚疮疡脓清的孩子不宜饮用，以免加重病情。

四、内伤乳食发烧

孩子脾胃娇嫩，内伤乳食发热多为孩子胡乱吃东西不消化，食物堆积于胃所致。主要症状为：孩子不愿意吃东西，又哭又闹，发烧，但不是很高。将鼻子凑到孩子的嘴边，会闻到酸腐味道，食物堆积于体内不被吸收，会释放毒素，对身体产生不良影响。因此，父母应当让孩子养成良好的饮食习惯，千万不可让孩子暴饮暴食。

对于此类患儿，我通常会嘱咐家长为孩子泡上一杯山楂茶，有健胃消食之功。具体做法：取几片山楂放到干净的杯子中，倒入适量沸水，代替茶来饮用。

五、阴虚发烧

阴虚发热容易出现在午后，主要症状为：手脚发热，夜间睡觉出汗，食欲下降，舌头发红，舌苔少。一般来说，身材瘦小的孩子容易出现阴虚发烧。

对于此类患儿，我通常会嘱咐其父母为其烹调一道生地粥，可以辅助治疗阴虚发热。生地粥中的生地黄有清热凉血之功，为治疗阴虚发热的佳品。

具体烹调方法：取生地 30 克，南沙参和麦冬各 15 克，鸡蛋 1 个，粳米 100 克，精盐少许。将生地、沙参、麦冬、芦根、粳米分别清洗干净后放到锅中，加适量清水，开大火煮沸，之后转成小火继续煮半小时左右，倒入蛋液，搅成蛋黄，调入少许精盐，继续煮 5 分钟，关火即可。每天吃 1 ～ 2 次，当成主食食用，温热食用，3 ～ 5 天为 1 疗程。

六、肺胃实热

肺胃实热也会导致发烧，肺胃实热的外在表现为：体温较高，面色泛红、口渴、出汗较多、呼吸急促、不思饮食、烦躁哭闹、便秘等。治疗此类发热要从清肺热、胃热着手，比如，吃些有清湿热、肺热、健脾胃之功的食物，如苦瓜、丝瓜、黄瓜等。

对于此类患儿，我经常会嘱咐其父母为其烹一道猪肉炒三瓜片，可以辅助治疗肺胃实热，不但有除烦去燥之功，还可滋阴生津，非常适合肺胃湿热等症。从中医的角度上说，猪肉能治疗热病伤津、消渴瘦弱、燥咳、便秘等症；丝瓜有生津止渴、解暑除烦之功，可治疗热病口渴、身热烦躁。黄瓜、苦瓜有清热解毒之功。将几种食材搭配，健脾胃、清肺热之功更甚。

具体烹调方法：取猪肉 150 克，丝瓜 100 克，黄瓜、苦瓜各 60 克。将猪肉清洗干净后切成丝状，丝瓜、黄瓜清洗干净后去籽，对半切开，切成斜片；将锅置于火上，倒入适量植物油，油热后，放入猪肉丝炒熟；另取一炒锅，倒入适量植物油，油温上升后，放入三瓜片，炒至八分熟，加猪肉丝一同翻炒，调入适量盐、味精，翻炒均匀即可。每个星期吃两三次，5 ～ 7 次为一疗程。

小儿咳嗽，汤粥就能止咳

咳嗽是小儿常见病，孩子身体的各个脏腑、器官尚处在发育状态，对外界环境的适应能力相对较差，非常容易受外邪侵袭。如果你的孩子从出生开始体质较差，或是后天病愈后脾肺功能受损，就更容易患上咳嗽了。

如果孩子出现的咳嗽是风寒所致，表现为咳嗽、痰白、质地清洗、咽喉痒、声音厚重，流清涕，怕冷，身体无汗，全身酸痛，此时就要让孩子适当吃些有散风寒、祛湿邪功效的食物，我给此类孩子推荐的是番茄芥菜汤。

具体烹调方法为：取300克芥菜，去掉杂质后清洗干净，切成小段；番茄清洗干净后去皮，切成片状；把芥菜段、番茄片、少许干紫菜一同放入锅中，加适量清水，开大火烧沸，之后转成小火继续煮半小时左右，调入少许味精、盐即可。

芥菜味辛、性温，有宣肺清痰、温中利气之功，并且它入肺、肾、胃三经，因此对消化也有很大帮助；番茄中富含维生素A、维生素C，可以增强人体抗病能力，帮助人体抗炎。从中医的角度上说，番茄味甘酸，性微寒，有生津止渴、健胃消食之功，可以治疗感冒导致的口渴、食欲下降等症。番茄与芥菜搭配，一个性寒、一个性热，所以，此汤既不会上火也不会使得人被寒凉所伤。此外，紫菜里面富含多种微量元素，可以补充营养、提升机体抗病能力。

番茄芥菜汤微咸，有散风寒、祛湿邪之功，非常适合感染风寒感冒的孩子吃。成人喝此汤，亦可以抵御风寒。

如果孩子出现的是风热咳嗽，会表现出以下症状：咳嗽，痰黄而稠，咽喉痛，流浊涕，发热口渴，舌尖红，治愈此类咳嗽应当以疏风清热、宣肺止咳为主。对于此类患儿，我经常会为其家长推荐蜜汁梨。

具体烹调方法：取 1 个鸭梨，清洗干净后削掉外皮，在靠近梨蒂处横切一刀，挖去梨核，倒入蜂蜜，之后将切下的梨蒂盖好；口朝上放到碗中，之后将碗放到蒸锅内，水沸后继续蒸 10 分钟，趁热吃梨。

此偏方之中，不管是梨还是蜂蜜，都有润肺止咳之功，二者搭配，可疏风清热、宣肺止咳。

如果孩子出现的是痰湿咳嗽，表现出以下症状：咳嗽痰多、色白，质地清稀，胸闷，胃口差，精神疲倦，浑身无力，舌色淡等。治疗的过程中应当以健脾行气、温化痰浊、肃降肺气为主。治疗此类咳嗽，我经常会为其家长推荐陈皮杏仁粥。

具体烹调方法：取陈皮、杏仁各适量，清洗干净；粳米适量，淘洗洗干净，一同放入锅中，加适量清水，熬煮至粥熟即可。

陈皮有理气健脾、燥湿化痰之功，能够治疗胸脘胀满、食少吐泻、咳嗽痰多等症；杏仁有止咳平喘、润肠通便之功。二者搭配，能够很好地治疗痰湿咳嗽。

因肺虚而出现咳嗽的孩子表现出来的主要症状为：声音不响，痰白而清稀，面色白，浑身无力，懒得动、说话，声音低，怕冷，爱出汗，舌色淡。此类咳嗽容易出现在体质较弱的孩子身上。

对于此类患儿，我通常会为其家长们推荐百合猪肺汤：

具体烹调方法：取猪肺半个，清洗干净后切成小块；百合 15 克，与猪肺一同放入锅中，加适量清水熬煮，调入料酒、食盐，开大火煮沸，之后转成小火继续炖 1 个小时。

此药膳之中，猪肺可补肺虚；百合有润肺止咳、清心安神之功，二者搭配，可疏风清热、宣肺止咳。

小儿百日咳，冲服大蒜白糖

百日咳是百日咳杆菌引发的急性呼吸道传染病，其病程长达 2 ~ 3 个月，因而得名百日咳。百日咳俗名“鸡咳”，新生儿、婴儿患上此病，易发生窒息，甚至会危及生命安全。

百日咳的致病因素包括：传染源，患者为此病的唯一传染源，从潜伏期末到病后 6 个星期都有传染性，发病第一个星期传染性最强；传播途径，主要通过飞沫进行传播；易感者，普遍易感，不过幼儿的发病率最高，母体没有足够保护性抗体传给胎儿，因此，6 个月以下的婴幼儿发病率较高，病后能获得持久免疫力，几乎不会再发作此病。

百日咳的潜伏期为 2 ~ 20 天，通常为 7 ~ 10 天，其病程可以分成 3 期：

第 1 期——黏膜期：从起病到痉咳出现，7 ~ 10 天，最开始会出现类似上呼吸道感染症状，包括低热、咳嗽、流涕、喷嚏等，三四天之后，其他症状虽然好转，不过咳嗽会加重，此时期传染性最强，治疗效果最佳。

第 2 期——阵发期：咳嗽从单声咳嗽变成阵咳，连续咳嗽十几声到数十声的短促咳嗽，之后是一次深长的吸气，因声门仍然处在收缩状态，因此发出鸡鸣一样的声音，而后是一串阵咳，反复至咳出黏稠痰液或吐出胃内容物即可。每次阵咳都会持续几分钟，每天咳十数次至数十次，并且夜间比白天严重。此时期短则持续 1 ～ 2 个星期，长则持续 2 个月。

第 3 期——恢复期：阵发性痉咳逐渐减少至停止，鸡鸣样吼声消失，这个时期一般会持续 2 ～ 3 个星期，不过如果伴随着并发症会持续几个月的时间。

对于百日咳的治疗，可以采取大蒜白糖的方法，具体做法：取大蒜头适量，去皮后捣烂，调入 15 克白糖，半小时后用开水冲服。连服 2 天就能治。

大蒜中含有硫化丙烯，这是一种辣素，能够杀灭病原菌、寄生虫等，还能治疗感冒等呼吸系统感染病症，有保护肝脏、心血管、防癌之功。大蒜中所含的硫化合物有非常好的抗菌消炎之功，能够抑制、杀灭各种球菌、杆菌、真菌、病毒等，为已知的天然植物里面抗菌的佳品。

小儿痰稠咯不出，就吃雪梨膏

孩子是易感人群，很容易患上感冒，而感冒最常见的症状就是咳嗽。多数孩子不会咳嗽，更不会咯痰，因为痰液黏稠，阻塞在气管中，因此，孩子咳嗽的时候通常会把小脸憋得通红，咳嗽的太剧烈甚至会出现呕吐，很多家长看到孩子咳嗽的厉害时心里着实难受。

对于此类儿童，我常常会为他们的家长推荐雪梨汤，不过此方仅仅适用于轻症的风热感冒导致的咳嗽，对于病入里而引发的痰黏稠效果不怎么明显，此时可以给孩子熬些雪梨膏吃。

具体做法：取 1 个 250 毫升的杯子；取 1 个雪梨，清洗干净后榨 1 杯雪梨汁；取适量生姜榨 1/4 杯姜汁；将雪梨汁、生姜汁混合在一起，调入 1/2 杯的蜂蜜，放入 50 克研好的薄荷末，一同搅拌均匀，放到锅中，加 4 杯水，开小火煮 1 个小时左右即可。

此偏方之中，雪梨性凉，有润肺生津之功，能够稀释痰液；生姜性温，有调理脾胃之功，能够将痰液化开；薄荷有清热解毒、除痰开窍之功，能够彻底清除痰液。

喝雪梨膏没有特定的时间、用量限制，只要孩子想喝、愿意喝，家长就可以让孩子喝，一天喝上个五六次也是没有关系的，并且，雪梨膏适合每个咳痰、痰液黏稠的孩子。

很多祛痰中药汤剂、中成药药味重，孩子服用此类药的时候又哭又闹，有时候，即使咽下去了还会吐出来，家长看了难免会心疼，吐出的药也没了功效。很多祛痰西药虽然味道容易被孩子接受，不过多是治标不治本的药物，可能这几天喝药症状得到了缓解，过几天停药症状又复发了，反反复复。

自制的雪梨膏可以在润肺的基础上祛痰，而且药性柔和。我们的肺为娇脏，而孩子的肺就更稚嫩了，药性太大势必会伤及肺脏。雪梨膏味甜，稍微有些凉，常受孩子们的欢迎。

对于此类患儿，家长们还要注意保持周围环境湿润，必要时可配备加湿器，让室内的相对湿度保持在 40% ~ 60%，对于婴幼儿来说，室内温度不宜太高。

那如何控制 40% ~ 60% 这个度呢？很简单，室内空气干燥，鼻子会发干，之后会觉得口干咽燥，如果湿度在这个范围内，鼻子会觉得很舒服。

冬季时，孩子容易因着凉而咳嗽，而到了夏季，孩子又易因伤热而咳嗽。其实，无论是由寒转热，还是由热转咳黏稠痰，都是孩子病情逐渐加重的必经阶段。若孩子的痰黏稠没能得到及时治疗，黏痰会阻塞肺，久而久之就发展成喘，喘会伤肺，难以根治，此时，外感疾病就变成了内伤，所以，家长们一定要重视孩子出现的咳嗽、有痰等，在咳嗽、有痰早期给孩子做上一道雪梨膏。

小儿蛔虫病，就吃生南瓜子

蛔虫即人体肠道中最大的寄生线虫，感染率高达 70%，蛔虫成虫在小肠中产卵，虫卵会随着粪便排出体外，虫卵存在于水中或附着在果蔬上时，会从口进入体内，进而感染蛔虫病。

蛔虫病就是指人或动物感染蛔虫，蛔虫寄生到小肠内，吸收小肠里面的营养物质，通过摄取肠道中半消化的食物生存。所以，感染蛔虫病后很容易出现营养不良。

记得有一次，一位老人带着一个孩子来诊所看病，那孩子面黄肌瘦，看上去干巴巴的。老人说，孩子的父母常年在外打工，家中就剩下祖孙两个人，老人宠着孩子，可碍于年纪大了，对孩子的管教并不严格。孩子从小就喜欢吃方便面，一到吃饭的时候就哭闹不止，吵着要吃方便面，老人有时候拗不过孩子，也就依着他了，所以这孩子从小就消瘦。

等到孩子稍大一点，常常腹痛、大便干稀不调，吃饭也提不起食欲，老人想，这孩子从小没吃过打虫药，会不会是肚子里有虫子，就赶忙带着孩子到诊所来。

经过望闻问切的诊断后，我断定这孩子患上了蛔虫病，嘱咐老人回家之后让孩子营养、均衡饮食，而不是惯着孩子成天吃垃圾食品。我没有给那个孩子开打虫药，而是让老人回去找些生南瓜子来，取生南瓜子 20 粒，去掉壳，饭前空腹吃下，第二天虫子就会随着大便排出体外。

南瓜子有杀灭人体中寄生虫的作用，而且还可以杀灭血吸虫。不过要注意，一次不能吃太多南瓜子，因为摄入量太多可能会诱发头昏。胃热者也应少食，以免出现腹胀、腹闷等症。

小儿疳积，豆茸酿鸭梨疗效好

小儿疳积是儿童常见病，容易出现在 1 ~ 5 岁的孩子身上，主要是喂养不当或某些疾病损伤脾胃所致。要知道，孩子的脾胃尚稚嫩，并非吃得越多越好，如果喂食过早，或是让孩子吃太多肥腻、生冷食物，就会伤及孩子的脾胃之气，耗损气血津液，产生病理上的脾气虚损，诱发疳积。

小儿疳积的主要症状为：小儿瘦弱、烦躁爱哭、睡眠不安、食欲下降、呕吐、有时腹痛、小便短黄、大便酸臭等。

父母应当控制孩子的饮食，让孩子养成不贪食、不吃零食的习惯。不要过早地给婴儿添加辅食，一般来说，婴儿 4 个月以后才开始添加辅食，并且要遵循先素后荤、先稀后干的原则。如果孩子已经出现疳积症状，家长应当及时带着孩子去看医生，饮食上让孩子多吃些助消化、健脾胃食物，如山楂、山药等。

记得有一年，一位年轻的妈妈带着孩子到诊所看病，经过一番诊断，我发现那个孩子患的是疳积，主要为长期消化不良所致。孩子看起来干瘦干瘦的。由于长期的营养供应不到位，孩子的双足足背已经轻微水肿，身体柔弱，皮肤干燥。当时孩子患了感冒，他的妈妈是带他来看感冒病症的，孩子的声音已经有些发哑。

给孩子开了些感冒药，我对那位妈妈说孩子已经患上疳积，那位妈妈吓了一跳，赶忙问我用什么方法才能治愈。孩子年纪还小，估计汤药类的难以下咽，于是我给孩子的妈妈推荐了一款点心——豆茸酿鸭梨，让她回去之后做给孩子吃，能够辅助治疗孩子的胃疳积症状。

具体烹调方法：取鸭梨 1 个，去皮后从中间切成两半，挖掉梨心，削掉皮，口朝上放到盘子内，红豆沙分装到半个鸭梨中；取几个枇杷，切口，在其周围插 5 个松子仁；就把那个装好红豆沙的鸭梨整齐地摆在盘子内，放到笼屉上蒸 5 分钟左右，祛除，锅中放适量清水，调入白糖、糖渍桂花，用湿淀粉勾芡，浇到枇杷上即可。饭前食用。

此偏方之中的冰糖有养阴生津、润肺止咳之功，与鸭梨搭配，能够治疗肺燥咳嗽、干咳无痰等症；桂花有润肺、生津、止咳之功；红豆有健脾养胃、利水除湿、清热解毒之功。因此，豆茸酿鸭梨可治疗小儿消化不良、皮肤干燥、肺热干咳、咽喉干痛、双足背水肿等症。此药膳味美，微甜，爽口而不腻、易消化，孩子喜欢吃，疗效好，为治疗小儿疳积的佳肴。

那位妈妈回去之后，每天让孩子吃上一些豆茸酿鸭梨，一段时间之后，妈妈带着孩子前来复诊，孩子明显比上次胖了些，皮肤也润泽多了。我嘱咐孩子母亲，等到孩子的体质恢复到常态后，督促孩子参加些锻炼，因为适当的运动能够提升孩子的脾胃功能和自身免疫力，对孩子的生长发育、健康来说都大有帮助。

小儿厌食，鸡丁马蹄荷叶西瓜盅提食欲

小儿厌食症就是指 3 ~ 6 岁的儿童长时间食欲减退或食欲缺乏为主的症状，它并不是独立疾病。小儿厌食症又名消化功能紊乱，很容易出现在小儿身上。主要症状为：呕吐、食欲下降、腹泻、便秘、腹胀、便血等。这些症状反映着消化道功能性或器质性疾病，而且经常出现在其他系统疾病上。特别容易出现在中枢神经系统疾病、精神障碍、多种感染疾病上。

持续两个月以上孩子的食欲不佳，看到东西不想吃，甚至拒绝吃就要考虑是不是小儿厌食症，若只是暂时食量变化或偏食，不用太过紧张，先观察一下，平时给孩子做些简单的按摩，如摩腹。

很多家长认为孩子吃越多越好，一旦孩子吃的食物比往常少或是拒绝吃食物，就认为是厌食是不对的。

厌食的表现为不爱吃饭，胃中有食积。厌食可以根据病因分成偏虚、偏实两种，偏虚更多的是脾胃虚弱，治疗时偏重于补；偏实为胃中食物残留过多，治疗时偏重于消。

记得有一次，一位母亲带着孩子来我这里看病，那孩子四五岁的模样，面黄肌瘦，没有同龄孩子的活泼，很蔫，大便溏稀，口唇颜色淡。

孩子的妈妈告诉我，孩子从小身体就弱，很容易生病，吃下去的东西就好像完全没有吸收，怎么吃也不胖。经过望闻问切的诊断后，我断定这孩子患的是偏虚性厌食。

从中医的角度上说，当令食物最补养脾胃。当时正值夏季，我首先想的就是西瓜。西瓜甜美多汁，很多孩子都非常喜欢吃。

我给孩子的母亲推荐了一款药膳——鸡丁马蹄荷叶西瓜盅，让她回去之后给孩子做着吃。

具体烹调方法为：取西瓜 1 个，清洗干净，在瓜蒂端切开，蒂为盖，挖出西瓜瓤；将鸡丁、去芯莲子、龙眼肉、马蹄、核桃肉、杏仁等一同装到西瓜盅内，鲜荷叶盖紧西瓜切口；再将盛着各种材料的西瓜放到大瓷盘中，放到锅内，隔水，开小火炖三四个小时即可。每天让孩子吃 1 次，两餐间食用，连续吃 3 次。

此药膳之中的西瓜有清热除烦之功，马蹄清甜爽口，荷叶开胃醒脾，坚果补脑益智。将上述食材搭配在一起，不仅可以清热除烦、生津止渴，还可益智开胃。

小儿便秘，找吃西瓜汁、红薯饼来帮忙

小儿便秘指大便干燥、坚硬、不通，排便时间间隔在 2 天以上，或有便意却排不出。导致孩子出现便秘的原因通常为饮食不当，引发胃肠燥热，或是大病后体质虚弱，影响大肠传导所致。

想治愈孩子出现的便秘，应当先分清孩子出现的是实秘还是虚秘，实秘的主要症状为：大便干结，排便困难，即便勉强排便也排的较少。而且还伴随着口臭、烦躁、面红、身体发热、腹部胀痛、胃口差、口唇干燥、小便少而色黄等症。

虚秘的主要症状为：大便秘结或不干燥，常有便意却难排出，而且伴随着排便时间长、面色差、精神疲倦、浑身无力、舌色淡等症。

对于实秘的患儿，治疗时应当以清热祛火为主，适当吃些有清热祛火之功的食物、药物等，如蜂蜜甘蔗饮，每天早晚喝上一杯，因为甘蔗有滋补清热之功；蜂蜜有清热、补中、润燥之功，所以蜂蜜甘蔗汁能够治疗实热上升型便秘。这里的甘蔗汁可以用西瓜汁代替，效果是相似的。

治疗虚秘时，我经常会给孩子的父母推荐红薯饼。虚秘主要为脾胃虚弱、气血不足等原因所致，而红薯有补脾益气、宽肠通便之功，可治疗脾气虚弱型便秘；糯米味甘性温，有补中益气、养胃津之功，因此，红薯饼可以很好地治疗脾胃虚弱、气血不足而致的便秘。

红薯饼的具体烹调方法：取 250 克红薯，切成片状放到干净的容器中，隔水蒸熟，取出，捣成泥，和 50 克糯米粉、适量白糖、清水揉匀，将面粉分成若干小块，之后捏成小饼状，放到油锅中炸成红薯饼，外面蘸些芝麻即可。

小儿急性腹泻，就吃车前草煲粥

记得有一天下午，午睡时间还没过，就有个男人抱着个孩子急匆匆跑到诊所，外甥女看到男人的表情紧张，就赶忙把我叫了起来。

原来，孩子不知怎么地腹泻了五六次，有时候稀如水，有时候如同蛋花汤。孩子面色青白，精神萎靡，舌淡苔薄，脉细弱，三四岁的模样。我问孩子的父亲，孩子的尿多不多，他说腹泻很严重，不过尿很少。我让他别着急，孩子暂时没有危险。

我让他给孩子喝了点淡盐水，嘱咐他抱着孩子回家，给孩子熬些车前草粥喝，方法非常简单：取鲜车前草 30 克（或干品 15 克），清洗干净后切碎，煮 20 分钟左右，过滤去渣，放入淘洗干净的大米 50 克，熬成粥即可。

孩子的爸爸二话没说，抱着孩子回家去了，我给他留了电话，告诉他有什么情况立刻打电话给我。

第二天孩子的爸爸打电话给我，说孩子的腹泻次数已经有所减少，尿量增多，睡得安稳多了。等到第三天时，孩子的爸爸高兴地打电话告诉我，孩子的大便已经成形，大便次数也恢复至正常。

我给他推荐的车前草粥有清热祛湿、利尿之功，非常适合小儿急性腹泻伴随小便少。小儿腹泻是儿科常见病，容易发生在夏秋季节，孩子贪食冷饮、瓜果等，容易伤及脾胃，脾胃受伤容易出现腹泻症状。要知道，腹泻不仅会伤阴，不及时治疗，还可能诱发严重后果。

中医上素有“治湿不利小便，非其治也”的说法，一般情况下，我都会建议腹泻的孩子吃车前草粥，效果都是不错的。

此粥之中的车前草味甘，性寒，归肾经、膀胱经、肝经和肺经，有利水清热、止泻、清肝明目、清肺化痰之功，利小便而实大便，利尿而不伤阴。

车前草熬粥药味简单，容易被孩子接受，特别适合水泻型小儿秋季腹泻。不过提醒大家注意，车前草性寒，内伤劳倦、阳气下陷、肾虚滑精、内无湿热的人要慎服。孩子吃此粥只适合急性腹泻，不宜久食。小儿脾多不足，此方停服后需给孩子吃些补脾益气食物调理。泄泻主要因脾出现问题，小儿脾常不足，因此治疗小儿腹泻，首先要做的就是调理脾胃。导致腹泻的主要原因是湿，所以要服些偏温药，湿邪易伤阳，因而要护阳。

如果孩子腹泻的时间已经持续很久了，不能盲目用药，要及时咨询医师，最好通过食疗的方法帮助孩子改善症状。

小儿遗尿，食疗方法效果佳

所谓小儿遗尿，即我们平时说的孩子尿床。很多家长认为孩子尿床很平常，的确，孩子在 3 岁以前尿床并不是什么大事，一般来说是正常现象。可是，孩子在 3 ～ 5 岁时，膀胱控制会逐渐趋向完善，因此，健康的孩子一般在 3 岁之后就不会再尿床了。不过孩子的排尿控制能力尚未完善，有时白天玩耍过度，偶尔晚上也会遗尿，不是病态。

从中医的角度上说，遗尿和先天不足、体质虚弱、膀胱积热等因素有关，大病后调养不当也可能会导致遗尿。根据出现遗尿的诱因不同，可以将其分成脾肺气虚型遗尿、肾气不足型遗尿、肝经郁热型遗尿三种。

一、脾肺气虚型遗尿

记得有一次，一位女士带着孩子来这里看病，她告诉我，自己的孩子已经 10 岁了，平时总是一副疲倦之相，吃得也不多，经常不怎么吃饭，有时候遇到喜欢吃的稍微多吃点就会拉肚子。我仔细观察了一下那个孩子，身形消瘦，面色萎黄，精神恍惚。我给他把了把脉，断定这孩子出现的遗尿为脾肺气虚型所致。

我并没有给孩子开药，而是嘱咐孩子的妈妈回去之后给孩子熬点益智仁猪小肚汤喝，每个星期为孩子做两三次。

一个月之后，那个妈妈带着孩子来复诊，告诉我孩子终于摆脱了遗尿的困扰，我看那孩子的确精神了不少，打心底里为他们高兴。

具体烹调方法：脾肺气虚型遗尿——益智仁猪小肚汤：取新鲜的猪小肚（即猪膀胱）1 个，益智仁 9 ～ 15 克，先把猪小肚切开，清洗干净，而后将益智仁放到猪小肚中，炖熟，把猪小肚、益智仁，以及熬得的汤全部吃下，每天 1 次，连服 3 天就能看出效果。

二、肾气不足型遗尿

肾气不足型遗尿的主要症状为：睡眠中遗尿，面色差、无光泽，精神不振，记忆力差，腰酸腿软，尿多而清稀，舌色淡。

针对此类型的患儿，我常常会为其父母推荐大蒜羊肉辅助治疗，因为它有补肾益气之功，能够很好地治疗肾气不足型遗尿。

具体烹调方法：取半斤羊肉，清洗干净后煮熟，切成片状；取 15 克大蒜捣碎，放到盘中，加适量熟植物油、酱油、精盐等搅拌均匀。

三、肝经郁热型遗尿

肝经郁热型遗尿的主要症状为：尿黄，尿量少，而且有腥臊气味。此类孩子的面色常常泛红，舌色红，性情较暴躁。

针对此类型的患儿，我通常会为其父母推荐车前草煲猪膀胱。其主要用料为车前草、猪膀胱，其中，车前草入肝经，有清热利尿、渗湿通淋之功；猪膀胱有缩小便、健脾胃之功，因此，此粥有清热舒肝行气的功效，可以很好地治疗肝经郁热型遗尿。

具体烹调方法：取车前草 15 克放到小纱布袋内，和猪膀胱一同煮至猪膀胱熟烂，挑出小药包，将猪膀胱切成小块状，重新放到锅中，烧沸，放温后让孩子吃。每个星期让孩子吃一两次即可。

小儿自汗、盗汗，两款粥常吃症可消

孩子阳气旺盛，所以排出的汗液会相对多些，如果孩子在正常运动的情况下出汗是正常的；可如果孩子在安静的状态下仍然自动流汗，活动后出汗量非常大，很可能是因为有自汗症状。

盗汗会发生在孩子睡觉的时候，醒来时出汗即止，不过睡醒汗止后不仅不会觉得凉，还会觉得热。自汗和盗汗常常一同出现。从中医的角度上说，出现盗汗、自汗的常见原因为：表虚不固、营卫不和、气阴两虚，可以根据导致小儿汗证原因的不同，将其分为气阴两虚型汗证、表虚不固型汗证、营卫不和型汗证三种。

一、气阴两虚汗证

外甥小的时候有盗汗的毛病，晚上睡觉时经常因为出汗湿了枕头。外甥小的时候身形消瘦，精神不振。一开始我并不知道这件事，有一次去姐姐家小住，一连几天晚上外甥都哭闹不止，无意间发现了湿漉漉的枕巾。我看了看外甥的舌头，偏红、舌苔少，于是断定他出现的是气阴两虚型汗证。

我嘱咐姐姐，平时没事给外甥熬点银耳红枣乌梅粥吃，每天吃一次，吃上一两个星期就能看出效果。

从那之后，姐姐每天都给外甥熬红枣乌梅粥吃，大概两个星期之后，外甥的盗汗症状就大有改善，晚上也不怎么哭闹了。

具体烹调方法为：取适量粳米，淘洗干净后放入干净的锅中，加适量清水，放进几颗乌梅、大枣和几片泡发的银耳，熬煮至粥熟即可。

此粥之中的银耳有滋阴清热之功，红枣可补益心脾，二者搭配能够很好地治疗气阴两虚型汗证。

二、表虚不固型汗证

表虚不固型汗证的主要症状为：头部出汗较多，活动或出汗更严重，平时易患感冒，面色较差，舌色淡。

对于此类患儿，我一般会为其父母推荐黄芪粳米粥，此粥有补脾益气、养胃津之功。

具体烹调方法：取黄芪 10 克，粳米 50 克。先把生黄芪放到锅中，加适量清水，开大火烧沸，再转成中火继续煮 15 分钟，过滤去渣，用其汤汁和 50 克粳米同熬成粥即可。

三、营卫不和型汗证

营卫不和型汗证以自汗为主，主要症状为：浑身出汗，怕冷怕风，疲倦，浑身无力，胃口差。

对于此类患儿，我经常会为其父母推荐太子参茯苓粥。此药膳有调和营卫护腠理之功。

具体烹调方法：取太子参 10 克，茯苓 6 克，一同放到小纱布袋内，和 5 片生姜、50 克淘洗干净的粳米一同熬粥，粥熟时加 1 个鸡蛋黄，调少量盐即可。

第六章

女性护理小偏方，日常烦恼一扫光

原发性痛经，就吃维生素 E

小吴是一个年纪很轻的女孩子，因为痛经问题到医院检查。经过检查，结果为“原发性痛经”。换言之，她的痛经并非是由妇科疾病引起的。妇科医生对小吴的建议是，最好的选择就是服用避孕药，但是需要每日服用，而且服药时间长达三个月。

小吴还没有结婚，听到大夫建议服用避孕药，连忙摇头，极为反感，在别人的介绍下，找到了我，向我询问治疗痛经的方法。我对她的心情非常理解，没有哪个女人希望吃避孕药治疗疾病，一是觉得长期服药比较麻烦，另一方面就是心中有一种忧虑。若是遇到那些想要怀孕的，那么就更不想采用这个方法。当然，并非只有这一个方法，例如在月事来临两三天时可以吃一些止痛药，如布洛芬等，连续服药三四天即可，就能起到治愈痛经的作用。

但是小吴对此方法也不喜欢，因为胃比较虚弱，吃了止痛药就会感觉胃部极为不舒服。根据她的情况，我说只能选择第三个方法，就是服用维生素 E。在月事来前的两天服用，服用到月经来临的第三天，一共五天的时间，吃 2 粒维生素（800IU）每天都吃，也可以 1 粒维生素 E（400IU）。

是什么原因引起的原发性痛经，根据目前的研究，主要是痛经患者的前列腺素含量要高于正常人，特别是“不良前列腺素”的含量尤为明显。

人体之内有多种前列腺素，绝大部分的前列腺素对人体是有益的。但是人有两种“不良前列腺素”是不好的，会刺激子宫，导致子宫平滑肌发生强烈收缩，如同我们的腿部抽筋，造成极为强烈的疼痛。依据痛经的原理出发，不管医学界利用什么样的手段进行治疗，最终的目的就是为了减低并除去身体内“不良前列腺素”。不管是止痛药还是避孕药，都是这个原理。

服用维生素 E 也能消除“不良前列腺素”。不良前列腺素在体内合成、产生，需要磷脂酶 A2 和环氧化酶进行加工；维生素 E 恰恰可以抑制这两种酶的活性，从而降低不良前列腺的含量，起到降低痛经的作用。

小吴听完我的解释，心终于放了下来。我又告诫她，在月事来临的前一周必须忌口，尽量不要吃奶制品，肉也应当少量，最好以素食为主。因为产生“不良前列腺素”源头是“花生四烯酸”，而“花生四烯酸”当中主要存在肉类与奶制品当中，所以在月事来临之前应该减少这类食物的摄入。小吴按照我说的方法，当月月事的疼痛感就少了很多。

冰片巧治阴道炎

我曾经结接诊过一位老年女性患者，经常感觉手脚发麻，长期治疗也无效，后来我帮助她重获健康，所以对我非常信服。有一天，这位老人家又来了，她告诉我最近患上了阴道炎，外阴和阴道如同被火灼烧一样，又热又痒，让她忍不住去抓。以前她也曾经有过类似的经历，都是到药店购买外阴洗液冲洗，冲几天就自然康复了，但是这次已经连续洗了好几天，却毫无效果，于是便找到我。

我对她讲，可能是因为经常使用，所以细菌有了耐药性，她应该选择其他药物进行治疗，我这里就有一个不错的方子，价钱非常便宜，操作简单：取冰片 3 ～ 5 克，用无菌纱布包裹，放入阴道，放置的时间以 6 小时为宜，每天 1 次，一周为一个疗程。

老人家非常不解，疑惑地问，这冰片会变成水，这个怎么能用呢？我解释说，她曲解了我的意思。冰片又名片脑，是从龙脑香的树脂和挥发油中提取的结晶。冰片的颜色接近于灰白色或淡棕色，味清凉，气清香，形状呈梅花状，半透明，所以被称之为“梅片”。冰片这味药在医书上早有记载，被认为是“开窍辟邪之药”，味道非常芳香。“香之气能辟一切邪恶，辛烈之性能散一切风热”，也就是冰片能够起到非常强大的抗菌消炎作用。老人家听完之后，恍然大悟，还说自己曾经听说过这味药，刚才匆忙之间忘记了。她说，一定会按照我说的方法进行治疗。三天之后她对我说，她尝试了这个方法，感觉舒服多了，才用了两三次，下阴的症状就有了很大的改善！仅如此，一边还夸我技术高超的去做药抗毒能力的结晶。

冰片为什么能够对内外阴瘙痒起到治疗作用，查阅资料才清楚，阴道炎、外阴瘙痒这些病症都是由细菌、真菌或病毒引起的，而冰片微寒、辛苦、性凉，其主要功效就是解毒清热。经过研究表明，冰片有抑制绿色链球菌、金黄色葡萄球菌、肺炎双球菌等细菌滋生的作用。在电子显微镜下进行研究，更可发现在显微镜的作用下，真菌细胞在慢慢地变形，最后死亡溶解。此外，经过研究发现，冰片能够对病毒的增殖起到抑制作用，可以用于抗病毒。此外，研究发现冰片能够起到消炎、消肿、镇痛之效。

花椒洗澡，下身瘙痒去无踪

去年与妻子旅游，她的妹妹非要凑热闹，所以顺便带着她一起去了。这个小姑娘可是不一般，是个“精灵鬼”，不但聪明而且好动。我们到了地方随处散散步，而她却活蹦乱跳的，乐此不疲。但是她的习惯与平常的女孩子不同，因为女孩子应该是每天都会洗头发，而她一礼拜才洗一次。在北方还可以，但是南方的天气非常炎热，加之她活泼好动，所以她的头发搞得油乎乎的。我好心地提醒她注意一下个人卫生。小姑娘一笑置之，我这个当姐夫也不能说什么。

小姑娘不久就出了状况。她与我妻子偷偷地说，她这两天感觉下身非常痒，白带也多了，总觉得有异味。小姑娘还从来没有遇到过这种情形，也不好意思直接说。妻子就将她的情况告诉了我，让我想个办法。我想了想，去超市买一些花椒就行，今天晚上用花椒给她洗个澡，很快就没事了。妻子按照我说的，在宾馆附近的超市买了一些花椒。到了晚上，老婆将花椒放置到浴盆中，然后将开水倒进去。水不要太多，主要是将花椒中的成分泡出来。等水温变凉以后，妻子就让小姑娘用花椒水擦洗。小姑娘非常认真地清洗了一个小时。睡觉前半个小时，妻子又将花椒放到浴缸之中，让她在里面坐浴半个小时。当天晚上瘙痒的感觉就消失了，持续沐浴两天就完全康复了。

外阴瘙痒和白带异常，这是女性常见疾病，特别是在夏天非常多发。

南方夏季温度较高，空气当中水分大，女孩子若是穿着紧身衣或过度运动，下身就处于高湿、高温的环境，这样的环境最容易滋生细菌、真菌、病毒。所以在南方，只要有条件，女孩子每天都会洗澡，有的人甚至一天冲洗多次。我的妻子的妹妹没有听从我的忠告，在南方仍旧保持北方的习惯，不爱洗澡，不经常更换贴身衣物，出现白带异常、外阴瘙痒的情况非常正常。采用花椒水治疗疾病，主要原因在于花椒能够起到非常好的杀菌、止痒、消炎的作用。根据医学实验证明，花椒对 6 种以上的细菌、11 种以上的真菌都能起到极佳的抑制、杀灭作用。临床医学研究表明，妇女的下阴瘙痒症状多数由滴虫引起的，花椒煎水中的有效成分不高于 5%，但是就能起到这样明显的抗虫效果，与西医经常以抗虫的“甲硝唑”相比，两者的功效相差无几。而且，花椒内当中所含的“花椒生物碱”还能起到减轻瘙痒、抑制炎症的作用。花椒不仅可以袪除外邪，又能消炎止痒，对于下身瘙痒的症状，自然非常有效。

花椒不仅能够治疗下身瘙痒，它对于皮肤瘙痒也有不错的效果。小孩子夏季比较容易起痱子，此时可以煮一些花椒水，用纱布或手绢蘸水擦洗患处，一般只需要擦洗两三次即可治愈。此外，到秋季时极容易出现皮肤瘙痒，并且越洗越痒，也可能用花椒水清洗瘙痒部位，也可以起到非常的止痒作用。还有，荨麻疹的患者，主要原因为皮肤过敏或皮肤下炎症，花椒之中所含成分能够很好地抑制炎症，在一定程度上能对抗皮肤过敏，也是有不错的疗效。而像比较容易出现的脚气，花椒水也能取得同样的效果。总之，不要小看花椒，不仅可以调味，也是皮肤上的一剂良药。

白带异常、外阴瘙痒，就用这些中草药

我记得毕业实习的时候，与一位经验丰富的老中医在同一科室。与他相处期间，学到了不少简单有效的方子。其中一个药方我记得非常清楚，凡是遇到女性白带异常、外阴瘙痒，老先生都会用这个方法进行治疗，偶尔会根据病人的病情稍作加减。我细心观察，发现凡是采用过这个方法的患者，90% 以上都是可以治愈的。

一般医院在妇科治疗外阴瘙痒、白带异常之类疾病的时候，首先都会进行妇检，取一些分泌物化验，以确诊病因，才能对症下药。比如是真菌引起的使用抗真菌药物，滴虫感染就采用杀虫药物。但是这位老先生从来不用这样的程序，事实上，他不太了解滴虫和真菌的含义。他认为，这些都是“外邪”，只要对症用药全能杀光。后来，我在替别人诊病的时也经常用到这个方法，效果也颇佳。后来我通过不断的学习，我才知道这位老先生的高明所在。

外阴瘙痒、白带异常，这是妇科比较常见的症状，产生疾病的原因有两种，其实质却是外邪入侵。至于身上有哪些外邪，现代医学研究已经非常透彻了，主要常见的是真菌、细菌、滴虫、病毒这四大类病原体。老先生所用的方子，对这些病菌、细菌均有杀灭作用。比如要杀死滴虫，蛇床子就能够起到这样的作用，这个要能够对阴道毛滴虫彻底杀灭，若是只用这一种药材，只要有足够的浓度，半个小时就能够杀死全部滴虫。要杀真

菌的话，最好的选择就是苦参，尤其对于妇科较为常见的真菌白色念珠菌，效果最为明显。

大黄不仅可以杀灭病毒，对细菌、真菌都能起到杀菌作用，这主要归功于大黄中的大黄素。地肤子不仅能够杀灭细菌，也能够杀灭真菌；薄荷不仅能够消除病菌同时也能抑制真菌。这个方子中的药都是杀菌、抗病毒、杀虫的首选。

对于外邪来说，上面方子里的药材都能起到杀灭作用，将几味药材配合使用，要强于单一的一味药，而且药材之间相互促进，共同祛病。还有，加入一些薄荷，不仅可以将细菌杀灭，还能让身上感到阵阵的清凉。

主要是因为方子中已经囊括了对外阴瘙痒、白带异常等多重疾病的治疗作用，老先生才会有这样的自信。在他眼里，这样的疾病并不需要烦琐的检查，只要是因为外邪侵袭，这个偏方完全可以“独当一面”。

解决乳头皲裂的烦恼只要几个鸡蛋

怀孕对于女性来说可能是一件既幸福又痛苦的事情，怀胎十月极为辛苦，孩子诞生之后，又是不停地哭啼、吵闹，要是自己的身体出现异常，那就更让人感到极为痛苦。刚刚步入妈妈行列的葛女士就有这样的烦扰。

三个星期以前，葛女士的乳头有些微红，接着有些开裂，又被自己的文胸摩擦得很疼，感觉极不自在。尤其是为孩子喂奶的时候，那种难以形容的疼痛感，让她苦不堪言。

葛女士打电话向我咨询，问是不是因为孩子吮奶的时候过于用力，将奶头咬破。我对葛女士讲，乳头皲裂，是妇女产后比较常见的疾病。此时婴儿并没有牙齿，根本不可能咬破皮肤和肌肉。很多在哺乳期的妇女都曾经遇到这样的情况，大多是因为她们的乳头比较细嫩，哺乳时乳头被孩子长时间含在嘴里，比如，有时宝宝已经睡着觉，妈妈任由孩子含着乳头，时间一长，乳头上皮被浸软，非常容易剥落，极容易引起乳头皲裂。

医学界认为，新生婴儿每次吃母乳不能多于 8 次，否则就容易造成乳头皲裂。另外，在每次给婴儿喂奶的时候，最好不要超过半个小时，因为在这种情况下，婴儿吸吮 5 分钟后，乳房当中的乳汁就已经损失了一多半。

关于这种情况，有一个不错的方法：蛋黄油。取鸡蛋三个，煮熟以后剥下外壳，将蛋黄取出放入锅中，加热翻炒，让蛋黄逐渐变得焦黑，知道发现蛋黄油。将蛋黄油涂抹在乳头上，然后，一日三次（根据自己情况而定），正常情况下，不超过一周即可康复。

蛋黄油这个方子非常古老，大约在北周时期的《集验方》中就曾讲过这个方法，即“治汤火烧疮方”。在《本草纲目》中载有：“鸡子黄气味甘温，俱厚，阴中之阴，故能补形，补阴血，解热毒，炒取油治疮验。”蛋黄当中具有丰富的营养物质，富含磷脂、蛋白质、维生素等，翻炒成油，涂在乳头表面，营养很快被乳头皲裂处吸收，并形成一层保护膜，能够预防乳头感染，并且能够迅速帮助乳头长好。这个办法不仅能够治乳头的小皲裂，而且能够修复手术后的伤口。

葛女士按照我的嘱咐使用了四天，果不其然，她的状况逐渐好转，皲裂的皮肤开始愈合。

乳头皲裂的实质就是皮肤受损，与我们的皮肤刮擦，皮肤受伤没什么区别。但若是普通的皮肤受损，我们能够采用碘酒、紫药水、莫匹罗星进行治疗，但是乳头是非常敏感的位置，并且婴儿还要吃奶，不可能在这个地方抹药，况且紫药水等药物，只能够起到杀菌消毒的作用，不能为乳头提供营养，帮助皲裂的乳头愈合。蛋黄油就不同了，安全而且效果明显，能给乳头提供营养成分，即使被婴儿吮吸也没有问题。

除了这个方法以外，要预防乳头皲裂，即将做妈妈的朋友要注意：一天之内不可以哺乳次数太多，千万不可以让孩子含着乳头睡觉；喂奶时，不能让孩子只吮吸着乳头，要让婴儿将大部分乳晕含在嘴里。只要是注意这几点，一般都不会出现乳头皲裂的情况。

芍药甘草汤，不孕别恐慌

欧阳女士今年已经三十五岁了，一直想要个孩子，但是一直未果。家里非常着急，所以四处寻医问药，但是一点起色也没有。这让她非常的头疼，生活也感觉无味。

欧阳女士的丈夫是一家公司的经理，非常希望能够当上爸爸，但是妻子一直没有怀孕，所以夫妻感情非常不和睦。隔三岔五两人就会吵一架，这让她痛苦不堪。经过别人的介绍找到了我，我对其症状进行检查后，得出的结果是由高催乳素血症导致的不孕。这让欧阳女士非常的不解，她并不知道这是什么病，表情非常紧张，担心自己难道会终身不孕。

我马上向她解释，高催乳素血症是由多种原因引起的。就是当血清之中的催乳素（PRL）含量高于 1000mIU / L 时，极容易造成女性内分泌紊乱，出现月经过少或是闭经、溢乳、无排卵甚至是不孕症。高催乳素偏高所引起的不孕并不少见。调查显示，大概有 1.5% ~ 2% 的不孕妇女都是因为高催乳素偏高所引起的。欧阳女士的表情依然非常紧张，问我有什么方法可以治疗。我镇定地回答，找出不孕的原因就容易多了，对症下药，就不是问题。欧阳女士担心采用西药造成很大的副作用，所以坚持要进行中药调理。我想到了一个方子——芍药甘草汤。这个方子的做法如下：白芍、炙甘草打成粉末备用，每日取白芍 35 克，炙甘草 10 克，以温水分两次送服，三个月为一疗程。

芍药甘草汤的方子来源于东汉张仲景的《伤寒论》，药物配伍非常简单，只有白芍药、炙甘草两味而已。这个方子当中其主要作用的是白芍药。根据研究发现，芍药之中的芍药甙，多作用于垂体，调节内分泌，从而有效降低催乳素水平，从而起到治疗不孕症的效果。当然，这些都是经过大量实验证明得出的结论，古人虽然没有什么高科技手段，但是多年的临床实践，总结出了这个方子。

白芍药虽然有这样的功效，但是在生产以后不可继续服用。元代著名医家朱丹溪于《丹溪心法·卷五》中明确提出，产后切不可使用白芍药。清代陈士铎在其编著的《本草新编》中记载了白芍药的多种用法，并且在书中设立一个章节专门提到产后禁用：“断不可轻用，即遇必用芍药之病，止可少加数分而已。”为什么产后不能使用呢？现在事情非常的简单，产后妈妈体内的催乳素会快速催发出大量的乳汁，以丰富奶水。白芍药的作用就是降低催乳素的含量，使奶水变少甚至回奶。所以，产后妇女就不能再用催乳素了。

欧阳女士拿着我的方子高兴地抓药去了。三个月以后，她给我打来电话，激动地说怀孕了。去掉了她心中的一块心病，夫妻感情也和睦了。

要注意，芍药甘草汤只能应对因为高催乳素血症引起的不孕。造成不孕症的原因有很多，只有对症下药，才能达到良好的效果，不可能“一方治百病”。

妊娠期感冒，吃点安全的中草药

怀孕的时候若是得了感冒，可以服用药物吗？很多孕妇都有过这样的问题。

孕妇妊娠期生病是医生较为棘手的事情。主要担心的就是药物会对婴儿产生副作用。1957 年至 1962 年曾经发现的“反应停（沙利度胺）”事件就是妊娠期用药造成的严重副作用。

“反应停”原为治疗早孕呕吐反应而研制的药物，疗效并不理想，但却因为药物导致了婴儿“海豹肢”样畸形。这件事震惊了整个世界医学界，因此医生也提醒孕妇不可随意用药。

若是希望将用药风险降到最低，最好的办法就是不生病。但是无论孕妇多么谨慎，孕妇还容易患上伤风感冒，顾女士是一个非常典型的案例。顾女士今年 33 岁，前些年一直都在打拼事业，所以夫妻一直没有要孩子。这两年终于“修成正果”，所以就想要个孩子，但是一直没有怀孕。经过多方诊治，顾女士终于有“喜”，因此她对这得来不易的小生命极为重视，一得知怀孕，就马上停止了手头的工作，每天就在家里休息。她希望很好养护身体，生一个健康活泼的孩子。尽管她非常的小心，但是前几天下暴雨，气温突然下降，没有及时添加衣物，她就得了感冒，出现了咳痰、咳嗽、鼻炎、咽痛、发热等症状。她本来是想服用一些感冒药，但是药物的使用说明书上写着各种副作用，这让她倍感纠结。

她在家就这样“干熬”，持续两天发热。顾女士的爱人非常担心，觉得这样“挺”着也不是事，所以就找到了我。

我对顾女士的症状进行了检查，果然是发热了，温度已经高达38℃，抽血检查发现白细胞高达14000，超说了正常范围很多。幸好她的肺部没有异样，喉咙处发红，扁桃体已经开始发炎。显然，顾女士已经造成了上呼吸道感染，也就是普通感冒。

诊断结果已经出来了，那应该如何治疗呢？经过慎重考虑，我向顾女士推荐黄芩这味药。取黄芩20克，加入两碗水中，两碗煎成一碗，早晚两次，服用的时候可加入一些糖调味，一周为一个疗程。

许女士听完之后心中很是疑虑，她最关心的事情就是这种药是否会对腹中的胎儿造成影响，如果有副作用，她就不吃了，宁愿这样挺着。我告诉她这样的想法不对，如果不从病情出发，一旦被“外邪”所侵，也会对胎儿造成很大的不利。黄芩是比较有名的泻火清热的药材。明代著名医学家李时珍就曾记载黄芩治疗感冒的；例子：“予年二十时因感冒咳嗽……每日吐痰碗许，皆以为必死矣。用黄芩一两，水二钟，顿服。次日身热尽退，而痰嗽皆愈。”由此可见黄芩对于感冒是有治疗功效的。根据研究表明，黄芩能够对多种病毒、细菌均有抑制、杀灭作用。此外，黄芩对于胎儿的安全性在千百年当中得到了证明。人们认为黄芩不仅不会对胎儿造成不良影响，甚至还有安胎、保胎的功效。早在元代的《丹溪心法·金匮当归散论》中就此曾到“黄芩乃安胎圣药”。由此而知感冒孕妇服用黄芩绝对是安全的。

顾女士听完之后将顾虑打消，回去以后按照我的方法进行服药。第二天早晨醒来之后就很快退烧了，连服了三天，不仅治愈了感冒。后来她还生下了一个非常健康的男孩，她们一家子都非常高兴，满月的时候还特地打电话表示感谢。

不过，煮黄芩这个方法只适用于肺热感冒，如果是普通的风寒感冒，身上并不感觉发热的话，那么在家可以尝试这两种办法，帮你将寒气驱出来：

1. 姜葱饮：生姜少许、葱白 10 克，水三大碗，煎至一碗半，每日 1 次。

2. 姜蒜茶：大蒜、生姜少许，切片，加水一碗，一碗熬成半碗，饮用的时候可放入适量的红糖，每日 1 次。

水煮花生根，帮你对抗习惯性流产

堂弟的妻子在怀孕的第三个月，就出现了流产的征兆。医院的检查结果是孕激素分泌不足，于是只得打针，用来补充孕激素。这件事让我知道了，我觉得这样虽然管用，但是太浪费钱了，所以向她推荐了一个方子：花生根泡水。

这个方子在乡下流传较广，时间专门用来治疗习惯性流产的。我曾经听老家的一位老奶奶说过，村里的有两个妇女总是习惯性流产。当时村里的土郎中用的就是这个方法，她们使用后，都顺利生产。这个方子的主要步骤为：从地里取出新鲜的花生根，取出二两煎水，若是晒得很干净，一两就足够了。一日一次，一直喝到将孩子顺利生产。像堂弟妻子这样怀孕3个月快要流产，那最少要喝到怀孕3个月以上。

乡下人说花生根之所以能够治疗流产，就是因为花生有“开花又生果”的含义，而花生根集中了花生的精气，取花生根来煮水喝，就是吸取花生根之中的精气，治疗习惯性流产，保证开花又结果了。我当时感觉这个说法不科学，所以并不相信。

直到后来我翻阅一些文献，又再一次看到这个方子，这才明白。现代医学研究得出了这样的结论。出现习惯性流产的原因比较多，比如孕激素不足、感染、子宫肌瘤等等。这个偏方并非包治流产，但是对于因“抗磷脂综合征”而导致的习惯性流产有着奇特的疗效。

“抗磷脂综合征”这个病主要是，在患者的血液当中发现了“抗磷脂抗体”。这种抗体会让血液变得黏稠，从而导致胎盘处的血管形成血栓。这样一来，供给胎盘营养的血管发生堵塞，胎盘缺少了气血滋养，胎儿得不到充足的营养，自然无法顺利长大，就容易造成流产。

“抗磷脂综合征”的诊断并不困难，治疗起来也是极其容易的，吃阿司匹林就能起到很好地疗效。阿司匹林的作用就是降低血液的黏稠度，从而抑制胎盘的微细血管产生血栓，保证为胎儿提供充足的气血滋养。此外，还可以配上一种叫作“肝素”的药。它能够进一步加强抗血栓、降低血黏度的作用，以确保疗效更佳。

花生之中同样有一种叫作“白藜芦醇”的成分，也能起到抗血栓形成、降低血液黏稠的作用。根据科学研究表明，花生根中“白藜芦醇”的含量非常丰富，是花生其他部位的数十倍，甚至数百倍。所以，将花生根煮水服用，如同服用阿司匹林加肝素，当然能够对抗习惯性流产。

堂弟的妻子按照我的方法进行安胎，并没有出现不正常的状况，非常顺利地生下了一个“千金”。

流产后流血，柿叶治疗最合适

有的事情人们是不希望提起的，但是又不得不说，堕胎已经成为一种社会现状。在医院妇科工作的医务人员，总结说最近十年间堕胎的妇女人数在逐年的增加。其中很大部分的女性都很年轻，有的年纪才十四五岁，就已经不是第一遭做人流手术了。可见，青少年的堕胎的情况应该引起社会的重视，我们不得不去思考这个问题。我并非叹息社会的不良现象，而是要讲讲小产之后流血应该如何处理。

一般而言，妊娠3个月内，在胎儿还未完全成形的时候，采取医学措施将“血团”打掉，叫堕胎。若是女性已经怀孕3个月，胎儿已经成形，再采用人流的方法，或者因为别的原因，自然流产了，我们将这样的情况称之为“小产”。

有一天，打扫卫生的阿姨找到我，有一个很难启齿的问题向我咨询。原来，她的女儿在上大学期间，交了个男朋友。年轻人没有轻重，居然怀了孕。但是两个人完全不知情，直到怀孕3个月以后。她才知道自己为什么不舒服，没办法，两个人找了一家小门诊做了人工流产。小产后，女孩下身一直出现流血的现象，整天没精打采，头昏眼花，面色苍白，身体非常虚弱。在一些门诊开了一些药，却没有什么效果。于是阿姨问我是否有什么方法解决这个问题。

我们都是熟人，我自然要伸出援手。于是我就将一个非常简单的方法告诉她：选择一些自然脱落的柿叶，洗净晒干，捣成粉末，每次取 5 克服下（不可多服），一日三次，一周为一个疗程。

药物流产后阴道之中会长时间流血，从中医角度看，为瘀血残留，没有完全清除干净。而从现代医学研究证明，一般出现出血的原因有两种。一是子宫收缩乏力导致绒毛等组织残留，长时间无法排出。二是由于细菌感染。柿叶性寒味苦，无毒，古代典籍中记载其有止血凉血、活血化瘀的功效。而根据现代医学研究证明，柿叶有助于提高子宫肌肉的兴奋性，加强子宫平滑肌和子宫血管收缩，从而提高血液的凝固机能。此外，柿叶还能够起到一定的抗菌、抗感染功效。因此，用柿叶治疗小产后子宫出血最适合不过了。

阿姨回去以后，马上打电话将这个方子告诉了女儿。差不多过了一周的时间，她告诉我，她女儿按照这个方法用药，身体状况基本恢复正常了。

其实关于这样止血的方子，我这里还有一个不错的方法：马齿苋 30 克、益母草 30 克，两碗水煎成一碗水，一日一次，一周为一个疗程。其中，这里的马齿苋可以清热利湿。经过研究表明，它还有抗菌、抗病毒的作用，正好能够与流产后出血病机“感染”因素相对应。益母草的主要作用是调经活血，祛瘀止痛，可以帮助子宫收缩，并加强血液凝固。两种药物相互结合，自然效果更加明显。

顺便需要提到的是，对于这一类的小产患者，在医院进行手术以后，最好再等一个小时，看看出血的情况。如果一个小时中阴道内流出了很多的血，就表示有问题，需要医生进行进一步处理才能离开。有的年轻人身体好，流产之后不注意身体调养，马上进行手头的工作，不注意营养调理，非常不利于子宫内部的修复，应当尽量避免。还有一些女性（对于自己的健康非常不负责任），阴道内流血还没有停止，就与另一半发生关系，以为流血是件小事，一点都不顾忌，其实她并不知道她这样做会对身体造成多大的影响。

孕期贫血，木耳来帮忙

邻居王大爷的女儿怀孕已经快 6 个月了，眼见着还有几个月孩子就出生了，全家人非常高兴，然而接连两次的定期孕期检查结果让这一家子有些坐立不安：宝宝生长发育迟缓，足足比育龄小了一周的时间，而准妈妈也被查出了贫血。

之前各项检查都是良好的，而女儿的身体情况也不错，为什么现在突然有这样的变故呢？

王大爷与我的关系不错，所以领着女儿请我给她支支招。

“孩子，这医学上的诊断我看不懂，你给看看，女儿检查了几次，说是贫血，孩子生长发育也逐渐迟缓，好像比正常的体积小了，你说这该怎么办呢，应该吃点什么药？”王大爷的话连珠炮一样的说出来。

我从王大爷的手中接过两次的化验单和 B 超单进行比对，原来两次的血清铁蛋白分别为 9.5 微克 / 升、10.2 微克 / 升，而血红蛋白为 87 克 / 升、89 克 / 升，而 B 超显示胎儿偏小一周，我又对王大爷的女儿进行了检查，发现她的脉象迟缓，脸色苍白，唇色很淡，于是我问她：“你最近没有感觉哪里不舒服啊？”

她说：“也没什么特别吧，只是最近总感觉头晕乏力，浑身提不起劲，有时心里还发慌。”

我告诉王大爷说：“不要过多的担心，饮食上应该多注意一些，加强营养，贫血症状就会消失。怀孕中期，宝宝所需的生长发育物质在增加，加上怀孕期血容量增加，需要充足的铁元素，倘若这个时候准妈妈没有充足的营养摄入，尤其是缺乏铁元素的摄入，就容易发生贫血。要知道，怀孕期间准妈妈所吸收的营养不仅是提供给自己，还要供给宝宝，这就表示必须加大摄入量，如果只是局限于早期的摄入量，只让宝宝吃不到更多的营养物质，造成发育缓慢，而导致准妈妈出现营养不良的状况。当然了，轻微的贫血不会对宝宝造成影响，但是如果严重了，宝宝极有可能会生长迟缓、胎动异常等。”

“原来是这样，那是不是需要用药？”王大爷担心地问。

“从化验结果来看，您的女儿主要是缺铁性贫血，因此在以后的饮食之中多吃一些含铁量多的食物，需要知道铁是制造血红蛋白的原料，准妈妈身体内必须存贮足够的铁，才能有效供给孩子的生长发育。”

“补铁？如何补？应该吃什么？”准妈妈轻声地问。

“可以在日常的饮食当中多吃一些榛子、栗子、花生、鸡蛋、核桃、葵花子、全麦面包、红肉、豆类、鸡血、猪肝、绿叶蔬菜和鱼肝油等，这些食物当中的铁元素都非常丰富。在这基础上，可以多吃一些富含维生素C的水果或蔬菜有助于铁元素的吸收。”

“嗯，我们知道了。对了，宝宝比育龄偏小一周？我补充了这些后，宝宝是不是会恢复正常？”

“会的，只要你的营养充足了，宝宝就能补充非常充足的营养，自然会增加生长发育的速度。除了平时的调理外，我还有一些不多的小偏方，坚持服用一段时间就能见效。”我拿出纸笔给他们写了几个方子：

豆腐炒猪肝：取豆腐三两，猪肝二两，调料适量。首先将猪肝切片、豆腐切片，先将豆腐煎熟，然后放入猪肝炒熟，待猪肝炒熟透以后，然后加入油盐等调味品，佐餐食用。不要小看肝脏，功效是非常明显的，其含有丰富的营养物质如铁、维生素 A、维生素 C、维生素 B2 以及微量元素硒，无论是对贫血的治疗，还是对宝宝的健康发育起到重要的帮助。

大枣黑木耳补血方：黑木耳 15 克、大枣 15 个，先将木耳、大枣洗净，放在碗中将木耳泡发，待完全泡开后加入冰糖和水，并且放到锅中蒸煮，每天早晚各吃一次。不仅吃枣、黑木耳，同时可以喝汤，每天可以坚持使用。大枣能够补益气血，黑木耳当中铁元素含量非常丰富，且具有充饥、益气、轻身强智、补血活血等多重功效，两者结合是治疗贫血的绝佳选择。

三红汤：红枣 7 枚、红豆一两、花生红衣适量，三种食材共同熬汤，与汤共同食用，每天饮用一次。若是没有花生衣，也可使用花生，但是需要保持花生衣。

王大爷拿着小偏方笑得合不拢嘴，临走之前我叮嘱了她关于均衡饮食的重要性，并叮嘱准妈妈在日常生活中不仅要补足铁，同时注意补充锌元素，经常食用含有锌元素较多的苹果（每日 1 ~ 2 个）、蘑菇、葵花籽、洋葱、香蕉、卷心菜以及各类坚果，因为缺锌很有可能影响孩子的智力发育，导致婴儿出生以后体重不增、身材矮小、毛发稀疏枯黄、味觉功能异常、皮肤粗糙，出现厌食症或巨食症、先天性心脏病、先天畸形等。同时，孕妇缺少锌元素会引起肺炎及腹泻等多种疾病，甚至缺锌会引起子宫的收缩无力，影响孩子的生长发育。

煎煮花生叶，助准妈妈睡得好

小韩是一家公司的销售部经理，不仅业务非常忙，而且一直保持诚恳的工作态度，其敬业精神也受到公司老板的赏识。至今小韩怀孕将近六个月了，随着宝宝在肚子里面一天天变大，小韩感觉最近体力越来越不支，睡眠情况也不好，白天工作起来一点精神也没有。朋友建议她通过中医对睡眠进行调理，在一个周六的下午，小韩进入了诊室。

小韩告诉我，她每天晚上都是辗转反侧难以入睡，要么就是睡眠不熟，稍微有动静就会被惊醒，有时候好不容易睡着，脑海中的一连串梦境就会把她惊醒，而这段时间里，原本安分的宝宝也开始淘气，每天晚上不知道要醒来多少次，令她非常痛苦。

“之前睡觉情况怎么样？”我耐心问道。

“以前睡眠还是不错的，不仅入睡快，而且一觉到天明。可是现在每天晚上至少要醒来五六次，好多次醒过来都是因为宝宝在肚子里踢，医生，是不是宝宝有什么状况啊？”

看着小韩疲惫的样子，我安慰道：“孕妈妈睡眠质量不佳是由多种原因共用造成的。首先，睡眠姿势就对孕妈妈造成很大的影响。孕妈妈不宜只采用仰卧位，而是应该选择侧卧位，双腿蜷曲。这样可以避免减少对下腔静脉的压力，保证血液流通顺畅。要知道，下腔负责将子宫以下所有的静脉血输回心脏之中、重新补给养分的作用。这样宝宝在子宫之中才会舒服，夜间胎动也是极为强烈的。而有些孕妈妈以前只是采用单纯性的仰卧位，对血液循环造成了影响，宝宝因为影响缺乏而感觉不舒服，造成宝宝的胎动频繁，这对孕妈妈的睡眠质量造成很大的影响。

“其次，身体因素也对怀孕造成了很大的影响。随着宝宝的不断成长，孕妈妈的腹部逐渐开始变形以及体重增加，导致孕妈妈感觉到腰酸背疼，容易苏醒，翻身乏力。再加上此时的孕妈妈会有一定的尿频，多次起夜后自然难以入睡。另外，有的孕妈妈在夜间小腿容易抽筋以及呼吸急促，也会造成睡眠不良。”

听了我的话，小韩非常苦恼，“那怎么办？睡眠质量不好是不是会影响到孩子的发育健康？”

“当然会有影响了。睡眠不好不仅会导致孕妈妈体内的胰岛素过高，增加孕期之中患上糖尿病的可能，而且容易导致孕妇血压升高，导致分娩过程变缓，不利于宝宝的顺利出生。”

“啊，会有这样的后果，那有什么办法可以治疗吗？”小韩焦急地问。

“首先，孕妇应该离茶、碳酸饮料以及咖啡远一些，特别是咖啡，容易让人处于亢奋状态，特别是晚上睡觉前，千万不要喝咖啡。

其次，应该保持良好的睡眠习惯，晚上睡觉前千万不要忘记关掉电视，每天应该早睡早起，若是睡前非常清醒，可以用温水洗个澡，听听轻音乐，看看报纸，这样不仅可以起到胎教的作用，又有助于睡眠；早上起床以后外出散步，并且吸收新鲜空气。养成良好的生活习惯，就能保证睡眠质量的正常。

另外就是保持正确的睡眠姿势，仰卧位能够避免对孩子造成压迫，宝宝也不会因为在宫内紧张而制造强烈的胎动。”

在走之前，小韩向我咨询有什么好的偏方治疗失眠。

我对她说，养成良好的习惯最为重要了，就目前的情况，我一个辅助睡眠的方子，你不妨尝试一下。

于是我就推荐了我曾经用过的一个方子，只需要 5 两花生叶放在锅中煮，水要没过它，上火煎，水开以后再用文火慢煎 10 分钟，然后将煎的水放到水杯中，每日早晚各一次，连服三日，就能有效缓解失眠症状。

“就是这样的简单”小韩似乎有些不相信自己的耳朵，“不需要用别的药吗？”

我向她解释，在怀孕期间最好不要服用药物，睡觉之前可以喝加蜂蜜的牛奶，这样有助于身体分泌胰岛素帮助睡眠，另外可以适量食用高碳水化合物的食物，如小饼干，也对体高睡眠质量有帮助。如果是因为小腿抽筋引起的睡眠质量不好，可以补充一些镁、钙、维生素 B。

在她离开之前，我不断地叮嘱她，不管睡眠质量如何，最好不要吃安眠的药物，因为安眠药对宝宝和孕妈妈的身体健康都有很大的危害。

带须大葱热熨下腹，可治孕妇小便不通

下班之前，我将最后一位患者送走，我刚要换下工作服，忽然传来非常嘈杂的声音，紧接着一家人扶着一个孕妇进来。

“医生，麻烦您帮我老婆看看，她今天早晨感觉小腹胀痛，可是在厕所了蹲的时间很长，愣是没有排尿。之后她就躺到床上休息，谁知肚子反而更胀痛了，心中烦乱，颠倒睡不着觉，看她这么痛苦，我们决定带她来

看看，以防有什么意外。”丈夫声音非常的低沉。

我赶紧对孕妇进行了腹部检查，然后让家人带着她做相关的辅助检查、导尿管引流及留取尿液检查，检查结果已经排除了排尿困难的器质性病变，胎儿情况也是正常的。在之后中医的观察诊脉中，我发现她的脸色苍白，舌质淡，精神萎靡，苔薄白，脉细滑，这是典型的气虚症状。

“这种状况以前是否出现过，这段时间饮食如何？”我仔细地询问。

“前些日子开始的，好像宝宝越来越大感觉也就越明显，但前些天好歹能排出一些，今天的情况还是第一次，你看我刚才肚子胀痛的，真是活受罪啊！”

我安慰她，“别担心，小便不通是孕晚期经常会出现的症状，又叫“转胞”，多是因为中晚期盆腔瘀血，宝宝胎体增大，增大的子宫和胎头将膀胱向上移位导致的，胎气下坠从而压迫到膀胱，以致膀胱气化不行，水道不通，所以尿液难以排出。”

她的丈夫理解这个意思以后便问：“医生，那我老婆不能总是这样吧？也不可能每次憋得实在不行才来医院。”

我回答道：“从你爱人的脉相来看，她只是气虚，需要补气升降，举胎化气，也唯有这样可以改善因气虚引起的小便不通。因为现在处于孕晚期，不适合口服药物，我想给她开一个外用的小方子，你们先试试吧！”

这个方法又叫热熨疗法，原理非常简单，只需到菜市场购买带须的大葱，用手折断，然后放入锅中热炒，分两轮使用，每次一两。炒热以后用毛巾包裹住，热熨下腹部，顺脐部依次向耻骨部熨烫，感觉温度下降时进行更换，每日一次，每次熨烫30分钟。这个方子通过温热对皮肤进行刺激，可以疏通经脉、流畅气血，从而起到治疗疾病的作用。

憋尿这种情况并非个案，所以请那些有类似症状的朋友不妨试一试。

恶露不止，蒲公英泡茶可除尽

恶露不止指的是女性产后恶露持续 20 天以上仍旧淋漓不尽，导致产后恶露不止的原因有冲任为病、气血运行失常。

通常情况下，恶露在一周左右会停止，可有些孕妇甚至会持续两三个月仍旧恶露不止，恶露呈淡红色、白色或淡黄色。

去医院看此症，大夫多会给病人推荐抗生素类药物，甚至会让患者做清宫术，这对女性身体来说伤害是比较大的。下面为此类患者推荐一个小偏方，简单而又有效。

具体做法：取出蒲公英 30 克放在干净的杯子中，用热水冲泡后服用，每天喝 2 ～ 3 次，每 10 天为一个疗程，大约服用一个疗程之后恶露就会消失，服用两个疗程疾病就能够被治愈。

通常情况下，恶露不止和细菌感染有密切关系，生子之后，女性的身体会变得脆弱，受很大的伤害：胎盘剥落会导致子宫伤口创面；胎儿娩出过程很可能会导致子宫颈口撕裂、会阴撕裂；剖腹产会大伤女性元气……

这些创面都会为细菌感染提供入侵途径，使得子宫久久不能修复，导致血液、细菌、黏液等不断从阴道排出，形成恶露不止。

此方剂之中，蒲公英味道甘苦，性寒，无毒。内含蒲公英甾醇、普通英素、蒲公英苦素等成分，古代医籍上记载蒲公英具有清热解毒、消肿散结、利尿通淋之功。现代药理学研究证明，蒲公英的抗菌消炎功效很强，在妇科患者中经常会应用到。在治疗急性乳腺炎、盆腔炎、输卵管炎、阴道炎的中药方剂之中加有蒲公英这味药。

虽然现在医学比较发达，为了防止感染，促进子宫修复，经常会给产妇注射抗生素类药物。但是抗生素的滥用却为现在严重的耐药性提供了条件。因此，即使生产过后产妇应用了抗生素，也还是很有可能出现恶露不止，使用蒲公英却不会产生什么毒副作用，也不会增强细菌耐药性，同时具有一定的疏通乳腺管、促进乳腺分泌的作用，非常适合产后妇女。

流产后流血不止，柿叶止血又抗菌

如今，很多年轻男女由于没有做好防范措施而意外怀孕；还有很多学生，由于缺乏良性知识，十六七岁怀孕的比比皆是，因此，到各大医院都能够看到一群年轻的面孔愁眉不展，等待着人流。

通常情况下，妊娠3个月内，胎儿还没有成形，此时将“血团”打掉的过程称作堕胎；而在三个月后，胎儿已经形成的情况下打下来，或是自然流产的过程，都称作“小产”。

一天，一对附近某高中的学生找到我，男孩拉着女孩，女孩儿愁眉不展。原来，两个孩子偷跑出学校，由于缺乏两性意识，女孩竟然怀了孕，由于不敢告诉家里面，男孩带着女孩偷偷地到私人诊所做了人工流产，这一做不要紧，女孩儿的下身一直有出血的现象，女孩现在是学也上不好，家也不敢回，一天到晚头晕眼花，面色苍白，别说听课了，就是在座位上坐几个小时都会有种要晕倒的感觉，在诊所里开了些药，也没有什么效果。

我虽然不看好现代人的行事原则，但是已经到了这步，医者的本分，还是要帮他们一把的，我给小姑娘开了一个小偏方：选择自然掉落下来的柿子叶，清洗干净后晾干，然后研成细末，每次取出 3 ~ 5 克用水吞服即可，每天服用 2 ~ 3 次，每星期为一个疗程。

在中医看来，通过药物流产之后，如果阴道长时间流血不止，主要是由于宫内残留的瘀血没有清理干净。从现代研究的角度说，导致此现象的原因主要有两个：一是子宫收缩乏力，使得绒毛等组织残留，久久不能排出；二是细菌感染。柿子叶味苦，性寒，无毒。在古代文献之中就有记载，柿子叶能增强子宫肌肉兴奋性、子宫平滑肌和子宫血管收缩，增强血液凝固机能。除此之外，柿子叶的抗菌、抗感染功效也是非常好了，因此大家也就明白为什么柿子叶能够用于药物流产之后出现的子宫出血了。

为两个孩子介绍完治疗此病的小偏方，我又给他们上了一堂“政治课”，告诉他们要将自己的情况告诉家里人，不能擅自做主，尤其对于男孩来说，更要懂得担当。两个孩子听到我的劝说之后，主动回家承认了错误，女孩休学在家，安心地养着身体，按照我教给她的小偏方服着药。

一个星期之后，两个孩子又找到了我，千恩万谢说我不但帮助女孩治愈了引导出血症，也让他们懂得了什么该做，什么不该做，以及什么叫责任和担当。我自然非常开心，帮助两个孩子解决了一个大难题。

在这里还要提醒大家注意一点，流产过后的女性一定要注意休息，不能流产过后该干什么干什么，同时注意营养的调理，这样才有利于子宫的修复过程。尤其不能刚刚经历流产就与异性同房，毫无顾忌，这种做法对于女性的身体伤害是比较大。

妊娠感冒，黄芩安全又有效

妊娠期的女性可以说是非常辛苦，这不能吃，那不能吃，还要伴随着恶心、便秘等，并且得了病也要忍耐着，因为很多药物都是孕妇禁服的。

实际上，不仅孕妇痛苦，就连医生在治疗这类女性所患疾病的时候也感到非常棘手，担心用药不当会给孕妇和胎儿带来不必要的伤害。

妊娠期间，孕妇最容易患的就是感冒，而很多用于治疗感冒的药物对孕妇和胎儿的身体都可能会造成一定的伤害，而且在看用药说明的时候，经常会读到“孕妇慎用”、“孕妇忌用”之类的字样，吓得用也不敢用，感冒只能挺着。

可是感冒虽小，却能够发展为其他疾病，使得身体状况更加糟糕，对胎儿的伤害也会更大，这可怎么办啊？下面就为妊娠期的女性介绍一种治疗感冒的良方，既不会对孕妇本身和胎儿造成伤害，同时能够控制病情。

取黄芩 15 ~ 20 克放入锅中，倒入两碗水，然后用小火煎煮至剩下一碗后服用，每天早晚各服用一次即可。如果嫌味苦，难以下咽，可以调入适量糖，3 ~ 5 天为一个疗程。

黄芩具有清热泻火之功，能够治疗感冒。现代研究也已经证实黄芩确实具有抑制或杀灭病毒、细菌的功效。除此之外，黄芩对胎儿也是没有伤害的，甚至具有一定的安胎、保胎之功。

有些妊娠期女性会说：“吃生姜不就可以了吗？”生姜对于胎儿也没有

伤害，或者直接熬姜汤都是非常方便的。

没错，熬姜汤治疗妊娠期感冒也不是不可以，但是姜汤只能治疗普通的感冒，对于发热性感冒并不显著疗效，而很多女性都有这样的经历，怀孕的时候出现的感冒症状多为发热性感冒，使用黄芩效果才更是“对症下药”。

此外，如果是没有伴随着发热的感冒，每天喝些葱姜茶或是姜蒜茶都能够达到祛寒、抗感冒的目的，效果俱佳，又安全、易操作。

快速回乳用麦芽

金女士不久以前生了一个女儿，奶水非常足，不仅满足孩子的需求，每天都感觉非常胀，非常疼的时候只能用手挤掉，才能感觉好一些。半年后，即将回归工作岗位，她不得不给孩子断奶。

回到单位工作之后，金女士的乳房还是感觉非常胀痛，奶水流出来将衣服浸湿，让她觉得感觉非常尴尬，一天去好几次厕所清理。她开始觉得这种情况是正常的，所以也没有到医院检查。一天她的同事到我这里看病，正好她到附近办事，于是一起来了。她的同事诊断完以后，突然想起了金女士的烦恼，于是希望我顺便帮她诊断一下，出出主意。

与金女士交谈之后，我心中就释然了。我对她说，如果她再早一些到我这里，不但能够避免这些尴尬，还能帮助你断乳、回乳。

接着，我告诉了她一个可以快速回乳的方法：选取一两生麦芽或炒麦芽，放锅中，加入适量的水，先浸泡 30 分钟，然后以武火煮沸，然后再以文火煎煮 20 分钟，去除渣宰，取出约 300 毫升的汁液，当作茶水，日常饮用，一日内服完，一般两天以后就能看到效果。金女士按照我说的方子进行，第二天她就看到了效果，奶水已经明显地减少了。再服用一天，成功回奶了。

麦芽用于回乳的方法已经有上千年的历史了。在明代的《滇南本草》之中记载“麦芽治妇人奶乳不收、乳汁不止”的记载。而在《药品化义》中写道:“大麦芽……若女人气血壮盛，或产后无儿饮乳，乳房胀痛，丹溪用此二两……分作四服立消……迅速如此，勿轻视之。”

现代医学更加明确了麦芽回乳的原因：产生乳汁与孕妇体内的“催乳素”有着非常密切的关系。身体内的催乳素含量高，则乳汁多，反之则乳汁少。麦芽当中有一种麦角胺类化合物，可以抑制催乳素的合成。例如说，有的妇女患上了“高催乳素血症”，医生就会令其服用大剂量麦芽日后，血液之中的催乳素浓度就会下降。催乳素少了，也就从根本遏制了奶水的流出，达到回乳之效了。此外，研究还表明，麦芽当中的维生素 B 也与抑制催乳素产生有关。维生素 B。在人体里，可以促进大脑内多巴胺的生成，从而减少了催乳素的含量。因此在临床当中，维生素 B 也被经常用来断乳。麦芽富含麦角胺类化合物和维生素 Be，两者相结合，自然让回乳非常容易做到。

但是需要提醒的是，麦芽回乳，是利用生麦芽或是炒过的麦芽，长期以来都是争议不断的。古籍医书当中的记载也不相同。不过根据现代医学实验表明，生麦芽与炒麦芽作用区别不大。炒与不炒皆可，最重要的保证麦芽的用量。必须要用大剂量麦芽，才能见到明显的效果，否则不仅不能够回乳，还会变成催乳。中医当中有一句话是“中医不传之秘在于用量”，可见，煎药时必须注意用药量。

第七章

男性保健小偏方，难言之隐不再慌

睾丸健康，性福更甚

睾丸，古代被人们称为“外肾”，也是男性的第二性征。由于中华民族特有的文化和历史原因，特别是封建礼教对于人们思想的禁锢，一度让老百姓谈性色变，因此，中医在这一方面则顺应了这一文化要求，将睾丸笼统地称为“外肾”。所以说，我们讲的补肾，不仅仅是补“内肾”，还需要补“外肾”——睾丸。

男性的睾丸是非常重要的，睾丸的健康与否将直接关系到男性的生殖健康。大家都知道，在中国古代的宫廷里，皇帝为了防止男仆和嫔妃发生性关系，确保皇家血统的纯正性做出规定，要求进入皇宫的男性必须割去睾丸，而这些人就是人们所说的太监。

睾丸是产生雄性激素的器官，因此，失去了睾丸的太监也就会失去某些男性的特征，比如不长胡子、体毛，阴茎不会勃起等。

下面，我就来为大家简单介绍一下睾丸的结构。

睾丸的外面包裹着阴囊，就好像是一个袋子一样，保护着里面的睾丸。阴囊位于阴茎的根部和会阴之间，这是腹壁皮肤和浅筋膜的延续，更是一个有着很多褶皱的，近乎黑色的皮肤粗糙的“袋子”。

除此之外，睾丸里面的曲细精管是产生精子和性激素的重要器官，当管内的精细胞成熟之后，就成为精子。而在曲细精管之间散布着零星的细胞群，被称为间质细胞，它们能够产生雄性激素。而雄性激素具有促进生殖器官正常发育和男性第二性征出现的作用。

值得注意的是，睾丸必须处于体温的状态下，才能够正常地产生出正常的精子。如果男性经常穿紧身内裤，睾丸就会被内裤包紧，导致睾丸温度升高，从而会影响精子的质量和数量，到最后就会影响到男性的生殖能力。

另外，在天气比较热的时候，睾丸就会自然下垂，而当天气比较冷的时候，睾丸就会收缩到贴近身体的地方。而且成年男子在性高潮的时候，其睾丸也会因为肌肉收缩，上升到贴近身体的地方。

如果男性到了一定的年龄，睾丸的发育还没有正常完成，那么除了到医院进行治疗之外，一些食疗的方法也能够起到一定的辅助治疗作用，下面就给男性朋友介绍几款食疗方。

一、鹿尾竹丝鸡汤

材料：竹丝鸡 1 只，鹿尾1根，肉苁蓉 50 克，山药 100 克，生姜 4 片，盐适量。

做法：先将竹丝鸡剖净，去除内脏。鹿尾洗净，用温水浸泡，割去残肉及脂肪，切碎。之后把肉苁蓉、山药、生姜洗净。最后将全部原料放入锅内，大火煮沸之后，改用小火煲 3 小时，汤成的时候放盐调味即可。

此方中，鹿尾味甘、咸，性温，归肝、肾经，具有暖腰膝、益肾精的功效。而竹丝鸡味甘性平，入肝、肾两经，具有补肝肾、清虚火、益脾补中的功效。所以说此汤具有温肾壮阳，补虚益精的功效，对于少年睾丸发育不良的患者有非常好的疗效。

二、五味苁蓉鹌鹑汤

材料：鹌鹑 2 只，肉苁蓉、枸杞子各 30 克，五味子 18 克，盐适量。

做法：先将鹌鹑剔净毛，去除内脏，洗净切块。之后将肉苁蓉、五味子、枸杞子分别洗净，与鹌鹑肉一起放入砂锅内，加入适量水，大火煮沸后，改用小火煲 2 小时，加盐调味食用。

在此方中，鹌鹑味甘，性平，入脾、肺经，具有补益气血的功效。五味子味酸、甘，性温，归肺、心、肾经，具有收敛固涩，益气生津，补肾宁心的功效。肉苁蓉味甘、咸，性温，归肺、大肠经，具有补肾阳，益精血的功效。所以说，本方具有补肾益精、补髓健脑的功效，对于阴茎、睾丸发育不良，伴有怕冷，易疲劳，尿频等病症有非常好的疗效。

三、冬虫胎盘汤

材料：冬虫夏草 25 克，鲜胎盘 1 只，胡椒粉、盐各适量。

做法：先将胎盘洗净切碎，与冬虫夏草一起放入炖盅内，然后加水及胡椒粉、盐适量，拌匀，隔水炖熟即可。

此方当中的胎盘味甘、咸，性温，入肺、心、肾经，具有补气、养血、益精的功效。冬虫夏草味甘，性平，入肺、肾经，具有补肾壮阳、补肺平喘的功效。所以说此汤具有祛寒温肾的功效，能够进一步改善睾丸发育不良的状况。

需要提醒的是，我们在使用这些食疗方的时候，患者可以单选其中之一，也可以按照顺序进行食用，效果会更加突出。

当然，对于治疗睾丸发育不良的食疗方还有许多，作用也各不相同，各具特色。但是必须要说明的是，睾丸发育不良的治疗越早，效果越好，如果等到成年之后再治疗，难度就增加了，甚至是无法挽回的。

会呼吸，能力才会强

聂先生最近感觉有一些力不从心，经朋友介绍找到我。他的症状表现为，时而早泄时而阳痿。为此，他花钱购置了不少中西药，吃过药以后就能坚持下来，但一停吃就不行了。

我给他做了细致的检查，初步确定他的身体并没有什么大碍，再对其工作进行了解，我就知道问题的症结在什么地方了。聂先生承受者巨大的工作压力，经常要加班，还经常被领导训斥，他的性格内向，无以宣泄，结果越来越焦虑烦躁，长此以往造成了性功能障碍。

为什么巨大的压力以及紧张的心情会导致性功能减退呢？性欲、恐惧、食欲、攻击都是对人影响比较严重的恐慌，它们在大脑中都属于一个神经通路，也就是边缘系统。恐惧、食欲、攻击这三种因素变化，会对性功能造成影响。当一个人的生活极为的安逸、舒适，他的恐惧、食欲、攻击冲动都是非常弱的，从而较容易形成性冲动，并出现兴奋感。但是聂先生这种情况，因为工作以及生活压力，他的其他几个方面的冲动比较强，从而压制了性欲冲动。另外，长期处于紧张的状态会降低人体内的雄性激素，这种病情更容易被人理解。人在紧张、恐惧、焦虑的状态下，最先减弱的就是性功能，这个状况已经被实验证实了。

找到病因以后，我嘱咐聂先生以后必须合理放松心情，另外给他推荐了两种自行治疗的方法。

第一个方法为练气功。这是一种道家养生功法，叫开通八脉法，主要方法如下。

首先，先做好准备活动。站立，全身放松，两脚距离与肩同宽，用舌尖轻舔上颚，闭目片刻；睁开眼睛望肚脐下位置（即丹田），保证呼吸均匀，等全身的气血逐渐平和，闭目，将全身意念集中在会阴处（肛门与生殖器之间的区域）。接下来，采用呼气与吸气的方法进行锻炼。

第一步：吸气。将气息倒入会阴尾骨，然后以意念引导从督脉进入头顶百会穴。

第二步：呼气。气从头顶处进入会阴穴。

第三步：吸气。气从会阴流转到肚脐处，然后分成左右两支，连接带脉进入到背后两腰眼，然后直接进入两肩井穴。

第四步：呼气。气从两肩处下入到阳腧脉，由手背到中指再到手心的劳宫穴。

第五步：吸气。气从劳宫穴缓缓而出，然后沿两臂内侧的阴腧脉，回两乳向下。

第六步：呼气。双气从两乳而下，到带脉到肚脐处汇合，最后到会阴穴。

第七步：吸气。气从会阴穴直接到心下，冲脉，但气不过心。

第八步：呼气。气从到会阴处，分为左右两支沿着两腿外侧的阳跷脉，然后从足背直达足心的涌泉穴。

第九步：吸气。气息从涌泉穴而出，从两腿内侧的阴跷脉上，经过会阴处进入到丹田。

第十步：呼气。气从丹田进入会阴穴。

做完以上的呼吸动作以后，屏息凝神片刻，再继续进行，每日重复几次。做完这个呼吸功法，会感觉整个人都非常舒服，心情也会明显好转。

第二个方法就是使用热毛巾搓滚阴茎锻炼法，该锻炼主要步骤如下。

1. 用热毛巾对阴茎和睾丸进行热敷，等阴茎勃起以后，再用毛巾卷住阴茎搓热，力量逐渐增大，动作逐渐加快。

2. 出现快感时，可以放慢速度以及减少力量，即将射精以前撤掉毛巾，蹲坐在马桶上，屏气缩肛，并作排尿动作，有尿尽量排出。

这个方法的原理就是通过刺激使性器官强行勃起，一方面就是改善性传输神经功能，使性中枢兴奋，释放被长期压抑的性冲动；另一方面这也是一种心理安慰，让患者对自己的性功能充满信心，消除自身的心理障碍。在临床中有一种治疗阳痿的机器，就是采用真空负压的方法，直接让阴茎充血膨胀而起到治疗的作用，与热毛巾热敷方法非常相近。

聂先生听完我的解释，信心大增，回去后按照我说的方法进行联系。两个月后，他给我打了一个电话，说他每日都进行气功锻炼，确实精神好了很多，同时配合热毛巾热敷的方法，现在的性功能已经得到了很好的改善。我告诉他可以停用热毛巾外敷的方法了，但是道家的气功必须坚持做，能够长期保持愉悦的心情，全身放松，从而提高性功能。

丹参红花酒，养生又壮阳

秦先生今年 50 多岁了，因为心绞痛前来就诊，根据医治心绞痛的原理，我便让他口服一段时间的阿司匹林，防止再次发作。患者在吃过一段时间药物以后，在报纸上见到长期服用阿司匹林会引起胃出血，吓得他马上来找我，非得让我换个方法。我跟他解释，这种事情的概率非常小，如同打雷劈到人。但他心中还是非常疑惑，希望我可以开一个没有副作用的养生偏方。

于是我就给他推荐了一种药酒——丹参红花酒，这个方子操作非常简单：用红花 15 克，丹参 60 克，以一斤白酒浸泡，每日饮用两小杯。在这个方子中，红花、丹参都是活血化瘀的良药。每日只需要饮用一小杯，可以有效地预防冠心病。

那位患者按照方子去做，三个月以后，他再次进行咨询，并且非常神秘地问我这个方子是否还有壮阳的功能。患者小声地告诉我，他两年前就开始阳痿，不过并未重视，毕竟自己年纪已经不小了，只是在有需要的时候，提前吃一点药。但是服用这个药酒以后，他竟然不服用药物也能很好地完成任务，所以才专程回来问我，是否真的有这个作用。

听他这样说来，我便明白了，他的阳痿类型是血管性的，所以服用丹参红花酒才有疗效。即使没有专业的医学知识，普通人也知道，阴茎的勃起主要是依靠血液流进阴茎的海绵体里，海绵体充血之后胀大。根据现代医学表明，约有一半的阳痿男性是因为阴茎血管病变引起的，由于血管狭窄，致使血液不能很快地流入阴茎之中。阳痿其实也是心血管疾病、脑血管疾病的一个预警信号，因为阳痿患者阴茎的微小血管已经出现了病变，致使血液不能迅速的流动；再继续发展下去，就轮到心脏、大脑这些重要器官出现病变，血管狭窄不通，最终出现脑梗死、冠心病等心脑血管疾病。

血管狭窄，在中医之中称之为血淤，而丹参红花酒的作用就是活血化瘀。它不仅对冠心病有预防作用，而且有效地帮助心脏血管活血化瘀，久而久之，也将阴茎部位的血管活血化瘀了，我曾经利用丹参红花注射液治疗高血压患者，当时非常有趣，有 5 位患者主动说，阳痿的症状也基本消失了。

其实，可能很多人不知道，治疗阳痿的伟哥最早也是心脑血管疾病的。最开始的时候伟哥作为治疗冠心病的药物进行研究，研究者原本的意思是有效地扩张心脏的动脉血管，凭此来治疗冠心病。这个药用在动物身上有效，就开始在人体上试验，为一些老年冠心病患者免费赠药，然后观察疗效。试验期长达三年，这个药并没有对冠心病起到作用，但让人意想不到的是，让原本患有阳痿的老年人重振雄风，于是研究者开始沿着这个方向研究出了伟哥。

当然，我并非是想夸耀丹参红花酒的功效，不过它不仅可以疏通阻塞的血管，又能对阳痿起到辅助治疗的作用，一举两得，值得男性朋友尝试一下。

早泄别灰心，做点保健操

一次张先生到我这里就诊，说自己以前房事时间可坚持半小时，最近因为工作比较忙，压力比较大，就感觉有一些力不从心，每次都超不过十分钟。我劝慰他，10 分钟虽然不是很长，但也算是正常，有一所大学曾经做过一个实验，在 2709 人次中普查，性交持续不间断的时间，也就是 5 分钟左右。

到底坚持多长时间才不算是早泄，目前并没有一个统一的界定标准。

有人曾经提出 2 分钟就完成射精，才算是早泄。而也有学者认为，按分钟计算并不合理，应该按照次数计算，认为凡是抽动次数不足 15 次，才算早泄。不过，这些情况并没有绝对的标准。

目前对于早泄的概念，主要是强调在本人意愿前有射精作为判断，像是张先生那样，他本人希望可以坚持在 30 分钟以上，而只持续了十分钟，也被称之为“早泄”。

在我们这个比较传统的国家，男人非常忌讳“早泄”这个词汇，让人心生自卑，认为自己不行，而且总是不断地进行心理暗示，这样致使男人的表现更加差。至于如何让张先生找回自信呢，重新回到过去的状态，倒是有一套很好的动作，它可以帮助男人增长时间。

这个方法极为简单，并不需要别人的帮助，一般情况下。具体办法如下；先取温度适中的冷水、热水各一盆，下半身裸露坐在凳子上，对阴茎进行如下的按摩：

1. 龟头摩擦：先将包皮上翻露出整个龟头，另外一只手蘸水不断淋在龟头上，并且以掌心对龟头进行反复摩擦。

2. 不断搓动：用手握住阴茎前端（不必将包皮翻开），上下进行搓动，尽量让龟头与包皮发生摩擦，另外一只手向龟头上淋水。

3. 对整条阴茎进行摩擦：两手的手心相互对称，夹住阴茎，从阴茎根部向龟头推进，并且不时将水淋在上面。

4. 对阴囊进行拉伸：一手将阴囊抓住一松一紧反复拉伸，并且用水浇在阴囊部位。

以上方法选择温水操作，对阴茎、阴囊按摩 5 分钟，然后用凉水按摩 3 分钟，每日一次，半个月为一个疗程。如果在按摩过程中有射精的感觉，那应该暂停操作，用手指将龟头紧扣，等待射精感觉消失，再继续进行。

这个按揉方法冷热刺激皆有，反差明显，所以可以克服人的敏感，在医学上称之为降敏法，或者是脱敏法。通过反复进行刺激，降低龟头的敏感性以射精的频率来调节性爱时间。在临床上，只有患者可以知晓早泄的真正的含义，坚持这个方法，可以有效地延长性交的时间，效果明显。

我对张先生说，在药店出售的一些治疗早泄的外用药膏、药油，其实并非有多么神奇，就是将这些药油涂在阴茎上，主要的作用就是降低阴茎的敏感度，提高阴茎的感觉阈值。有一些治疗早泄的药物，里主要成分就是麻醉药，就是以麻醉阴茎的方式延长时间。

张先生了解了这些，心中释怀了很多，表示回去晚上就进行。半个月以后见到他，问他现在的情况如何，他跷起大拇指，莞尔一笑。

杜仲炖猪腰，肾虚症状消

在我非常小的时候经常会看见老人家用杜仲熬汤饮用，那个时候我觉得很可笑，怎么会有人喜欢吃这种“树皮”，后来才知道，这种“树皮”原来是非常有用的中药材。

我们平常看见老人家熬煮的杜仲，其实就是杜仲科非常干燥的树皮，在经过特殊的炮制以后，就成为非常有效的中药了，是滋补肝肾的最佳选择。

我在成为医生以后，我行医过程之中也看到杜仲神奇的功效。

周大爷今年六十多岁了，他的腰腿疼非常严重，而且已经患了三年时间，每隔一段时间疼痛就会发作，曾经尝试过多种治疗方法，虽然可以缓解疼痛，但是只能维持一个多月的时间，时间不长就复发了。

我给朱大爷诊病期间，我诊断出他的肾脏衰弱，而且腰疼感觉以酸软为主，浑身乏力，每当腰疼发作的时候，他总是会攥拳锤击腰部才感觉舒服。此外，他时常感觉腰膝酸软。观察到这些症状，我心中已经知晓了。

中医理论讲，腰为肾之府，所以腰疼病的发作与肾脏有很多的关系。一般肾虚引起的腰痛，患者会反复疼痛，喜按揉痛位，并且感觉腰膝酸软。周大爷的症状就是属于肾虚腰酸的症状，于是我给他推荐了一个食疗的方法。具体方法：取杜仲 30 克，猪腰 1 个。将猪腰处理干净，与杜仲共同放置在一个碗中，加入调味料。将碗放入蒸锅之内将猪腰蒸熟，将杜仲去掉就可以了，只吃猪腰，一周吃一次，四周为一个疗程。

在清理猪腰的时候，最好除去猪腰颜色较深的部位，把剩余部分切成条状，放入食盐、料酒、蒜姜末拌匀，五分钟以后将渗出的血水清理干净，然后放入白糖搅拌均匀，五分钟以后再用清水清理干净。这样做猪腰是为了去除猪腰中的膻味。

周大爷感觉这个方法非常简单，连续服用了 8 周，效果非常明显，腰痛症状基本消失，后来他时常使用这个方法，腰痛症状基本没有发作过。

我们经常说“以形补形”，猪腰的确能够起到补益肾脏的功能，但是在这个方子中，此方起到决定作用的应该是杜仲，猪腰作用是补益肾气。从中医的角度来看，中医讲的肾虚腰痛，特别是针对中老年人的肾虚腰疼，可能与西医中老年人的骨质疏松有很大的关系。现代研究证明，杜仲当中含有成骨细胞的活性物质，可以有效地预防骨质疏松症。

若是大家感觉这样蒸猪腰太麻烦，还有一个更为简便的方法：取杜仲 50 克，白酒一斤，将杜仲切成粉末，然后放入酒中浸泡，密封，浸泡一个星期以后便可以饮用。每日两次，每次只需喝上一小杯，4 周为一个疗程。

多喝山楂水，治疗慢性前列腺炎

小区的老王已经接近五十岁了，患上慢性前列腺炎已经有两年了，经常会感觉到腹部疼痛，而且伴有尿急尿频的症状。他曾到多个医院就诊，打过消炎针，也服用了很多的消炎药。虽然每次可以完全消除症状，但是过不多久就会复发，总是这样，让人头疼。

因为在一个小区，所以不好意思找我，但是后来“有病乱投医”，向我寻求解决的办法。我开始建议老王采用针灸治疗。但是我见到他的病历以后，诊断结果为非细菌性慢性前列腺炎，所以决定向他介绍一个方子。方法非常简单，每天拿出 2 两山楂泡水当茶饮用即可。

山楂当中有一种称之为槲皮素的物质，其主要作用为抗水肿、消炎、促进尿道平滑肌松弛等作用，对慢性前列腺炎有修复作用。国外的多家医学机构都曾对其治疗前列腺炎的作用进行实验，其中比较著名的一个实验是：将患者随机分成两种，两组都发给药片，外观并没有区别，口感完全一样，一组服用的是槲皮素，另外一组为普通的淀粉安慰剂，并无疗效。两组患者连续用药一个月，最后发现，吃槲皮素的患者治愈率为 70%。

山楂泡水饮用，不仅对慢性前列腺炎有治疗作用，还能起到开胃、降脂的作用，适合人体长期饮用。

老王听后非常高兴，认为这个小偏方值得尝试，我叮嘱他必须坚持。我知道他非常喜欢吸烟喝酒，便劝他戒掉。因为吸烟是诱发慢性前列腺炎的重要原因，过度饮酒极容易造成前列腺水肿性肿大。我以前就接诊过一个经常酗酒的小伙子。他在就医之前的晚上，喝了不少的白酒，半夜起来上厕所，解小便很长时间也尿不出来。最后，他只好到医院就诊，用尿管将尿液倒出来。排不出尿主要是因为喝了太多的酒，前列腺肿大而尿不出来。所以，我对老王说尽管短时间内无法戒掉，喝酒的时候必须注意用量。

老王听后马上点头，回去以后下决心戒掉烟酒，并且坚持泡山楂水饮用，有的时候也吃一些山楂片。过了一段时间，我在小区晨练遇到他，询问病情，老王一脸的自信，说前列腺炎的症状完全消失了，现在过得舒服多了。

慢性前列腺炎可以区分为细菌性前列腺炎和非细菌性慢性前列腺炎。细菌性的慢性前列腺炎在临床中非常少见，在 10% 以内，非细菌性的慢性前列腺炎已经成为主流，临床占 90% 以上。泡山楂水这方法主要针对非细菌性的慢性前列腺炎，但对细菌性的慢性前列腺炎也起到辅助作用。

此外，除了山楂以外，生活中常见含有槲皮素的食物还有很多，比如银杏叶、槐米、绿茶、洋葱等，前列腺炎患者在生活中可以多服用这些东西。

我再向大家介绍一种按摩方法，辅助治疗：每天对小腹进行按摩。具体操作如下：起床以及睡觉前，先将尿液排干净，然后平躺在床上，平卧屈腿，尽量使腹部放松；把双手搓热，以右手平放在肚脐下方，以左手按压右手，按顺时针缓缓按揉。刚开始的时候，每天按揉 50 下，随时间增长而延长按摩时间。

这个方法主要是通过腹部刺激，起到缓解前列腺炎症状的作用。虽然做起来有些烦琐，但若是坚持进行，不仅针对慢性前列腺炎有治疗作用，身心也非常舒畅。

多吃生蚝，益肾壮阳

有一次，有一个非常年轻的小伙子到我这里就诊。小伙子非常的腼腆，原来他结婚几年了，但是一直没有孩子。他本人的身体很虚弱，不是很有精神呢，加上结婚几年也没有孩子，所以心里非常的郁闷，而且自卑。小两口曾经到医院进行检查，主要原因就是男子少精症造成的，开了些药，但是也没什么疗效。

因为他家里不是很富裕，所以我觉得告诉他一个食疗方子比较好，于是推荐一个比较实惠的办法，就是吃生蚝。因为小伙子的家乡就在海边，这种海产品的价格并不贵。食用生蚝的办法很多，煮、煎、烤都行，看他的个人喜好。我建议他长期服用，每日只需要吃上一两个就可以。

生蚝也叫牡蛎，其主要功效有强身健体、益肾壮阳，根据现代研究也证明了其功效。生蚝当中锌含量非常丰富，是所有食物当中最高的。一些比较普通的食物，像大米、白面这些素食，锌的含量是非常低的，所以，如果平常只吃这些素食，体内就会缺少锌元素；即使是鸡蛋、猪肉等荤菜，锌含量与生蚝的锌含量差距也是非常大的。除了锌之外，生蚝当中还有硒元素，锌、硒这两种元素都有治疗少精症的作用。

根据研究发现，锌对生殖器官的发育以及性功能的完善有着非常重要的作用，前列腺及精液中只有含有丰富的锌才能让精子更具生命、活力。否则，一方面容易造成睾丸萎缩，精子生长异常以及性能力减弱；另一方面降低男性雄性激素的含量。硒则能够减少有害物质对精子的伤害，从而保证精子的活力。

吃生蚝还可以起到另外一个作用，增强人的免疫能力，这与生蚝当中丰富的锌含量是分不开的。人体内若是一旦缺少锌含量，人体免疫力就会降低，通过补锌可以增强抵抗力，降低感冒感染的概率，达到强身健体的目的。若是体弱多病者，通过补锌也能增强其抵抗力。

小伙子听完我的解释非常高兴，他也听人说过吃生蚝的好处，但一直没当回事，现在听我这样说，就问我是否每天多吃一些，好好补一补。我告诉他并没有这个必要，每日只需服用两个，就已经满足人体所需。锌浓度过高反而造成不好的反应，引起副作用。

很长一段时间之后，小伙子给我打来电话，说按照这个偏方治疗，果然有效。现在他身体明显好多了，已经很少感冒了，而且继续服用。

龟龄集，男科圣药良方

中国有句古话叫作："千年王八万年龟。"在中国，龟代表着长寿，传统医学有灵龟八法之说，皆寓龟长寿长生不老之意。龟龄集是中国中医药的瑰宝，经过了特殊的炮制工艺，将传统文化中龟寿延年之精神融合到其中。关于龟龄集的来历有这样一段传说：

1522年，朱元璋八世孙朱厚骢（嘉靖）15岁继承了皇位，却在29岁时却卧床不起，无子嗣。诏集天下名医，广集长生不老之药，方士邵之节、陶仲文在北宋《云笈七签》老君益寿散的基础上，制成了“仙药”献上，并为其取名“龟龄集”，寓意长生不老。嘉靖服用之后，果然身体健康，在50岁的时候连续生下8个皇子，5位公主，并且个个身体健康。

当时协助陶仲文的为陶之义子，原籍山西太谷，他告老还乡的时候，带该方回家炼药服食、馈赠亲友，后传到太谷的广盛号药店，成为太谷独特成药，流传至今。

到了清朝时，乾隆皇帝也非常重视龟龄集。传说乾隆70岁之后，觉得精神大不如从前，哀叹老之至也，开始服用抗老药龟龄集。坚持服用一段时间之后，精神状态大有改观，决意长期服用此方。所以他经常询问药房选药、制药状况。

解放战争的时候，粟裕大将腰酸、背痛、腿痛，昏迷不醒，当时毛主席送给他几盒龟龄集，服用之后，病情好转，并且亲自带兵指挥淮海战役。1980年3月，他专程为生产龟龄集的山西中药厂题词：“精益求精制良药，兢兢业业为人民。”

1962年初期，聂荣臻元帅身体欠佳，服用龟龄集后，效果甚好。中央军委数次派人去药厂购买此药，聂老秘书回忆说：“首长服药后精神特别好，吃饭也很好。还提了一条建议，把龟龄集改为胶囊装，一者剂量准确，二者防止药物沾到牙齿上，影响牙齿健康。”

龟龄集由名贵药材组成，炮制方法特异，效果显著。由此，几百年来一直被奉为滋补性能的长寿之药，被称作“补品之王”，载于清代药家年希尧的《集验良方》。方剂之中一共包括28种名贵药，人参、鹿茸是大补气血、益精填阳的上品；熟地、补骨脂、杜仲、肉苁蓉、枸杞子等是温补肝肾的上品；石燕、淫羊藿等具有壮阳之功；海马、雀脑等是兴阳之品；丁香、砂仁、穿山甲可以行气活血……该方剂之中各种药物配合在一起具有补肾、滋补、强壮的功效，能够扶正固本、健脑强身。

龟龄集组方依据的是中医上“天人合一”“阴阳五行”的整体观念，将天然动植物，包括天上飞的（蜻蜓等）、海里游的（海龙、海马等）、地上跑的（鹿茸等），将四方之中各种名贵药材融为一体。配方独特，炮制方法特别，经 81 道工序精心而成，具有强身健脑、调整神经、促进新陈代谢、增强机体活力等功效果，并且补而不腻，阴阳平衡，可以扶正祛邪。龟龄集为传统医学补肾填精、壮阳培本的长寿方，适用于阳痿、早泄、遗精等症，有男科“圣药”之称。

现代药理研究证明，龟龄有固肾补气、强身补脑、增进食欲等功效。能够增强机体免疫、抗疲劳、御寒、强心、增强记忆力之功。凡因命门火衰、肾阳虚寒导致的虚寒杂症，服用该药物后短期即可收获成效。临床出现的男性肾亏阳弱导致的夜梦遗精、气虚咳嗽等症服用龟龄集均有一定的疗效。

我的邻居是位六十多岁的大爷，每天都会来诊所坐上一会儿，今年冬天，老大爷突然告诉我，说自己每年冬天都会手脚冰凉，腰膝部位酸痛，贴膏药也不管用，说句不好听的，被窝都捂不热。我为他把了把脉，脉象细弱，又看了看他的舌苔，舌体胖大，便诊断为肾阳虚之症。而且他告诉我已经半年多没有和老婆行房事了，了解到大爷的症状之后，我为他开了 4 盒龟龄集。大约两个月左右，大爷特地登门告诉我，他的腿脚不再冰凉，性生活有心也有力了。

虽然龟龄集已经流传需求，却仍旧被视为“圣方”，男人的“圣药”，这不得不让我为它的功效而惊叹。

男子性欲低下，试试淫羊藿

性欲低下指的是持续、反复对性生活欲望低下或缺失，可以分成完全性欲低下、境遇性性欲低下两种。完全性欲低下者每月性生活仅有一次，甚至不足一次，配偶要求的过程中被动服从；而境遇性欲低下为只能在某特定环境中与特定伴侣发生。

一次，有位男士在太太的陪同下来到我的诊所，两个人表情淡漠，直到进入诊所的时候才说出话来，仅仅从这二人的举动上，我大体猜到两人的感情出现了一些危机。

一进门，那位太太左右张望了一下，看到周围没有，就拉着我说："我们进去谈吧，让我老公在外面等一会儿。"我点了点头，带着她进了里屋，让她的老公在外面等候。

她告诉我，她的老公是做海外生意的，虽然收益颇高，却非常繁忙，尤其是前几年刚刚走这条路的时候，可以说天天起早贪黑、忙碌不断，终于熬到现在，家境好了起来，可是老公的身体却一天不如一天，对她几乎丧失了兴趣，一开始，她以为老公在外面有了别的女人，毕竟家里现在的条件已经非常优越了，出现第三者也不是不可能的事情，经过一番调查，她才发现，老公根本就没有什么外遇，这下，她更是不知如何是好了，便带着老公来到我这儿。

听完她的叙述，我便了解到，她老公的这种状态很明显就是性欲下降，我想了想，给她开了个方剂：到药店抓取冬虫夏草、人参、淫羊藿各适量，然后同一整只乌鸡一起放入锅中炖煮，每天早晚各服 1 次，喝汤吃肉。

她回到家中，赶忙为老公抓药炖乌鸡，真的有了意外惊喜，老公不再像之前那样漠视她了，两人再次来到诊所的时候，已经一路有说有笑地进门了。

淫羊藿也称仙灵脾，性温，味甘，入肝肾二经，具有补肾壮阳、祛除风湿、止咳平喘、益气强心之功，适合男子不育、阳痿、尿频、早泄、遗精等症。该方剂能够补精髓、益气血，适合阴阳气虚亏虚导致的性功能衰退症，但是要注意，阴虚火旺的患者不能服用此方剂。

现代研究证明，淫羊藿可以增加动物精液分泌，刺激其感觉神经，兴奋其性欲，有催淫之功，之功效强过海马、蛤蚧，能够让精液变浓，还可增加精量，因此淫羊藿又被称作“媚药之王”。

此外，淫羊藿还可保护人体心血管和内分泌系统，能够进一步防止衰老，在国外的研究报告中，还发现了淫羊藿的抗癌作用。

第八章

老年疾病小偏方，轻轻松松享安康

防治冠心病，醋豆显作用

冠心病是心脑血管疾病的一种，这种病是多发在老年人身上的缺血性心脏病，这个病对于生命造成了很大的威胁，我们日常生活中绝对不能忽视。早期冠心病的症状是心脏有紧压感，隐隐作痛。随着病情不断地恶化，到了后期，发生冠状动脉严重狭窄的时候，就会非常频繁地出现心绞痛，严重者会出现心肌梗死。到了最严重的时候必须要进行冠状动脉支架手术了，而且费用非常的昂贵。

张大爷是我曾经诊治过的一位冠心病患者，前几年因为胸闷被送入医院治疗，诊断出有冠心病。最开始的时候，医生给张大爷开了降脂药和阿司匹林，让他长期服用，防止心脏的冠状动脉进一步狭窄。但是张大爷的胃非常虚弱，吃了一段时间的药就感觉胃痛，医生估计是阿司匹林的副作用，于是换成了氯吡格雷。换药后，张大爷心口不再疼痛了，但是这个药十多块钱一粒，让大爷有些接受不了。

他吃了一段时间的药物，看心脏没什么事了，害怕多花钱，就停了药，结果没多长时间疾病就复发了，几年来住院吃药就花费了很多钱。张大爷不是退休职工，也没有参加医保，住院吃药都是自费的，这令他非常苦恼，经人介绍，于是专门找到我。

我告诉张大爷，之前医生开的药物并没有问题，都是防治冠心病的常规药物，但是因为药物昂贵，张大爷根本负担不起，所以我建议他试一下醋豆的偏方，一日三餐作为菜肴食用，也能起到作用。

制作醋豆的方法极为简单，买一斤黑豆（或者黄豆），将当中的杂质、坏豆去掉，晾洗干净，煮熟之后可以将它贮藏在一个玻璃罐子中；买 1 千克 9 度米醋，让醋完全淹没黑豆，将瓶口封严，半个月之后就可以食用了。如果没有黑豆，也能采用普通的黄豆，也具有同等的作用。

吃豆，特别是吃黑豆的历史非常悠久。在《本草纲目》当中曾经记载一位名叫李守愚的长者，他的养生秘诀就是早晨就水吞服生黑豆二七枚，谓之五脏谷，到老不衰。生吃黑豆是难以下咽的，将黑豆煮熟之后用醋腌制，口感、味道就好了很多。

醋泡黑豆能够防治冠心病，其中发挥重要作用的就是黑豆，具体原因有两个。

第一个原因是，豆里含有异黄酮的成分。美国 40 岁到 70 岁女性的心血管疾病死亡率是日本同龄女性的 8 倍，因为在美国人的饮食结构中很少含有异黄酮的食物，而日本人喜欢吃豆子，摄入的异黄酮成分能够高出美国人 7 倍。异黄酮成分帮助人体降低血脂，还能直接作用于血管平滑肌，有效抑制平滑肌的细胞增殖，避免动脉血管上的斑块进一步增大；它能够起到与阿司匹林相似的作用，能抗血小板聚集，抑制血栓的形成。

大豆异黄酮还能对大动脉硬化基因有调节、抑制的作用，由于其众多优点，临床中已经从大豆中提取异黄酮制成的药品豆苷元片，专门治疗冠心病。经过检测得出，豆类中的黑豆与黄豆相比异黄酮含量更高，这就是为什么我们选择黑豆的原因了。

第二个原因，豆类当中亚油酸、亚麻酸的含量也是非常高的，这些都是一些不饱和脂肪酸，吃进人体之后与人体血液中的胆固醇结合，能够起到防治动脉硬化的作用，豆子用醋泡过之后，就可以提高人体内的不饱和脂肪酸的含量，所以保健作用更加的明显。

张大爷回去之后按照我的方法腌豆子，每日三餐都服用。一个月之后见到他，整个人精神矍铄，脸色非常红润光泽。

上了年纪总是失眠，赶紧用交泰丸敷肚脐

有句俗话说“前三十年睡不醒，后三十年睡不着”。中老年人的失眠，是心理和生理共同作用的结果。对于不少已经离开工作岗位的老人而言，退休之前是“胜友如云”，退休后百无聊赖，这样巨大的心理落差，更是心情沉郁，难以入眠。

我们小区张伯伯就是这种情况。他今年 63 岁，一年前退休了，一开始感觉自己已经解放了，早上喝茶看报，非常悠闲。可是逐渐地，心里不安，特别是要快睡觉之前，大脑不停地运动，百感交集。刚开始的半个小时里，还能勉强进入梦乡；可到了后来，情况越来越糟，几乎一整夜睡不着觉。后来他开始服用安眠药，刚开始晚上只吃一片，就能够安然入睡了。后来开始增加药量，但是睡眠的时间也不足三个小时。由于夜晚失眠，白天就非常的乏累，但就是如此，仍然是无法入睡。家里人担心他的身体状态，就带张伯伯找我，看我有什么解决的办法。

我在经过询问以后，就对张伯伯说，中医认为，失眠是主要是“阴阳失调”引起的。大张伯伯的年纪大了，极容易生气亏虚，体内阴虚，又加

上过多思虑，心火亢盛，内外夹攻，就会阴虚阳亢，阴阳失调，晚上失眠也就很正常了。

张伯伯听完，就忧心忡忡地说，他现在已经吃很多的安眠药，但是还是睡不好，接下来几十年，那应该怎么过啊？

我赶忙安慰，他现在已经退下来了，时间充裕，所以很适合中药调理，治疗失眠。说着，我就告诉他一个方子：交泰丸敷肚脐。主要的操作方法是：将黄连、肉桂研磨成粉末，然后准备若干蜂蜜，将蜂蜜、肉桂粉、黄连粉按重量比例为 10 ∶ 1 ∶ 10，共同混合调成膏状，装瓶密封备用。每晚睡觉之前先将肚脐洗干净，取膏药 5 克放置在肚脐上，外用胶布固定，第二天早晨取下来。2 周为一疗程，一般只需要使用两周。

从阴阳理论来讲，人活动、清醒时属阳，静止、睡眠时为阴。五脏六腑当中，心居于上方，属火，所以为“阳”；肾居于下部，属水，可视为“阴”。老年人随着年龄的增大，肾精亏虚，极容易出现肾精亏虚。现代学者对四十岁以后的中年人所生疾病进行调查，也发现以阴虚证为多。医家徐东皋曾云：“肾水不足，真阴不升，而心火独亢，不得眠者。”当阴虚不能制约住阳气，阴阳无法调和，极容易造成失眠症状。因此，调和阴阳，是中医治疗失眠的根本原则。

交泰丸由黄连、肉桂等按照一定比例进行配置，最早见于明代韩懋写的《韩氏医通》。黄连苦寒可以进入心经，清降心火而直通肾水；肉桂辛热入肾经，温升肾水而接济心火。二者阴阳调和，清心除烦，交通心肾，引火归元，自然能够治愈失眠。

现代药理研究发现，黄连、肉桂单独进行使用，其安眠、镇静的作用并不明显，但是二者相互配合，可以有效地对大脑中枢神经系统中兴奋、镇静的神经物质产生协调作用，从而起到镇定、安眠的作用。

在古代，交泰丸属于口服药。但是交泰丸口服的味道非常不好，且治疗老年人失眠的周期比较长，所以后来被改为了脐敷，更容易被患者使用、接受。

张伯伯听完以后，觉得这个方法不错，能够尝试一下，当天回家就进行了准备。后来朋友告诉我，张伯伯使用一周以后，每晚可以睡眠 5 个小时，虽然睡眠不是很熟。一个月后，睡眠时间已经增加到了 6 到 7 个小时，早上精力非常充足。

值得注意的是，老人失眠一般都是心阳肾阴不得调和所致，但也有可能因为脏腑功能无法调和所致，如采用这个方法得不到满意的效果，还需要辨证分清原因，进一步进行分析诊断。

尿频了，缩泉丸能帮您

对于不少的老年人而言，尿频是一件非常伤脑筋的事情。大约是三年前，六十多岁的杨大爷上厕所的次数开始频繁了。特别是天气不好、气温较低时，几乎每隔一个钟头，就必须上一次厕所。

晚上也要起夜好几次，而且气温非常低，这种情况也越来越严重了。杨大爷年轻的时候曾经当过兵，如今战友们都在哈尔滨，他们多次邀请杨大爷一起聚一聚，一起喝酒、聊天，但是因为自己尿频，杨大爷不能参加。

刚开始的时候杨大爷以为是自己上了年纪，但每年都如此，严重地影响了他的生活。最后家人带着杨大爷到医院检查，经过几次检查，基本上已经排除了糖尿病、前列腺增生、肾衰竭等疾病，但是并不确定病因。

家人希望老人多做几个检查，但杨大爷非常反感不停地检查，决定找中医进行调理，经人介绍找到了我。

我接诊杨大爷以后，切了他的脉，发现肾脉非常的虚弱，再对大爷全身的症状进行询问，发现原来杨大爷不仅是尿频，经常感觉腰膝酸软、膝关非常酸痛、全身发冷，这些症状都属于肾阳虚的症状。

此外，杨大爷的症状都与气温有关，只要温度下降，各种病症都会加重或是诱发，这显然更是肾阳不足的情况。

病因找到了，开方子就容易了，我写了三味药：益智仁、乌药、山药各 10 克，三碗水煎为一碗，每日一剂，一个月为一个疗程。或将三味药研成细粉末，每次 5 克，用水送服，同样为每日一次，三周为一个疗程。

这个方子称之为“缩泉丸”，最早见于宋代陈自明撰写的《妇人良方》。“缩”，有收敛、回缩的意思；“泉”，原指水泉，此处是指尿液。缩泉丸的作用，就是“补肾缩尿”。

从中医的角度来看，肾主水，人体的排尿功能与其关系密切。肾是如何影响人体排尿的呢？因为肾与膀胱互为表里，经络相连。小便的排泄与储留，都是依靠膀胱的气化所统管，而膀胱就是依靠肾阳温养，才能通过气化津液统御尿液。

肾气充足，温煦膀胱，人体的尿液就能得以正常代谢。但因为患者肾阳亏虚，中气下陷，膀胱失去约束，从而制约统御膀胱的功能失调，从而导致尿液多的问题。方子里的益智仁温补肾阳，乌药温肾散寒，配以山药，共奏强精固肾、温肾缩尿的作用。采用这个方法，能使肾虚得补，精气益固，驱散寒气，遗尿自止，就像泉水一样收缩，效果非常显著。

现代医学研究发现，老年人肾阳虚可能与肾上腺萎缩有着很大的关系。肾上腺分泌的激素能够有助于尿液中多余的水分进行重新吸收。当肾上腺萎缩时，所分泌的激素不断减少，肾脏重新吸收水分的能力下降，排出的尿液自然会多于正常人。而药理学实验证明，缩泉丸对肾上腺萎缩能够起到改善作用，这也是其能够治疗尿频的重要原理。

杨大爷按照我的要求连续服用了三周，复诊时告诉我效果非常好，夜尿的次数正在逐渐地减少，白天三四个小时才去一次厕所。我让他在服用一个疗程，尿频的状况基本消失了。最后一次见到杨大爷，他已经收拾行李，前往哈尔滨一起去看冰灯呢。

其实缩泉丸以前在药店中可以找到，但由于其利润过低，现在已经很难在药店看到，医院中也没有这个成药，所以我才给杨大爷开方自己制药。如果患者可以找到成药，不妨直接用药，更为便捷。

小便失禁，试试“按揉导引法”

我们在看武侠连续剧的时候，眼前经常出现这样的一幕，一个人开始总是四处耍威风。结果，一遇到真正的对手的时候，还没伸出手，就被人打得狼狈逃窜。那么，大家有没有想过，为什么人在受到惊吓的时候会憋不住尿呢？这让人出了不少的洋相。这个从传统医学的角度并不难解释，主要的问题在肾上面。肾主水，在水液代谢的整个过程当中，肾气可以说是代谢的原动力，对每一个环节的功能都起到调节的作用，水液代谢是否正常直接反应肾功能的正常程度。而且，肾主管大小便，与膀胱互为表里，膀胱所运转的动力也是由肾提供的，可见大小便出问题，肯定与肾有很大的关系。

恐伤肾，肾气不充足就会导致膀胱的懈怠，收束无力，小便失禁的问题也是很正常的。其实，在《黄帝内经》中就提到过因惊恐会致使人的大小便失禁，在《素问·举痛论》中讲："恐则精却，却则上闭，闭则气还，还则下焦胀，故气不行矣"。意思说的是，恐惧会导致上焦闭塞，精气下泄而无法正常的运行，肾气不行，肾主管大小便的功能也就会丧失，人就没有办法完全的控制住排泄。所以，在受到非常严重的惊吓以后，有的人甚至出现大小便同时失禁的表现，这是因为体内的气机出现了紊乱。

如果不及时进行救治，可能长期无法痊愈，甚至引起其他的病变。所以对于小便失禁，不要觉得非常难为情，总是藏在心里，这种惶恐不安的情绪也会影响到肾气，让小病拖成大病。古人养生，注意在每个细节之中，即使是小便这样非常隐晦的事情，他们也会细心观察，不让自己的身体出现任何的差池，苏东坡就在《养生杂记》中写道："要长生，小便清；要长活，小便洁"。

这里给大家介绍一个防治小便失禁、尿频的按揉导引法。导引运气，就是通过利用我们的意念来调动我们体内的气，将不正当的饮食和负面情绪所影响而紊乱的气回归本位，符合人体流动的需要。这个导引的方法非常的简单，具体做法如下：

早上起床之后，先深深地吸一口气再呼出来，让呼吸均匀，然后用以舌头抵住上腭（持续的时候保持发"儿"的音），眼睛向上看顶部。随后吸气，肛门随着做收缩的运动，然后放松呼吸，反复不少于 20 次。

这个动作非常的简单，很多人觉得不可思议，如果那样的话，你可真是没有看出其中的门道。这个动作虽然简单，但是蕴含的中医哲理是非常深的。我们知道，任脉和督脉都由我们的口中断开，舌抵上腭，就是将这两条经脉连接在一起，任脉导引壮肾法就是利用呼吸之法让体内的气血正常的运行，还有很好的生津作用，可以健肾壮肾。任脉下行，督脉上升，气血畅通，身体的问题就可以得到调节。而肛门的收缩动作可以起到制约膀胱的作用，功效非常的全面。最重要的是，假如你长期坚持，会发现，导引完以后，口中生津。这时候，你需要将津液缓缓地咽下去。要知道，“津液”可是非常珍贵的东西，道教将津液称之为“长生酒”，认为津液可以濡养内脏、骨髓，滋润头发、五官，好处非常的多。

我认识一位老先生，80 多岁的年纪，耳不聋眼不花，每天早晚就像是年轻人的精气神，拎着一大杯水到图书馆阅读书报，身体非常的硬朗。他的养生秘诀就是：每天早晚都将舌头抵住上腭，让嘴里生满津液，然后分三次，缓缓咽下去。到现在还是吃嘛嘛香，牙齿还是很坚硬，也不松动。真是让邻居们羡慕。

恐惧是人们与生俱来的一种感觉，毕竟从一个非常小的婴儿到具有很多知识技能的成年人，要经历非常多的历练，要想做到临危不惧也是不容易的，也没有这个必要。就像一个健康的人有时也会患感冒的症状，在心中的体验，有时候挑战一下自己的极限，让自己感受不一样的刺激，对身体和情绪来说，都是非常有益的。在恐惧之后，随着时间的推移，经常做导引壮肾法，将体内乱走的气理顺，让瘀滞的气血变得通畅，人生自然是无忧无虑，长寿到老！

冬天长冻疮，泡泡这个酒

前几年冬天回老家探亲，顺便为邻里看病。下午邻居陈大爷到我家里，也是看病来的，看见他双手手背指关节与手掌连接的地方被冻得红肿，有的手上皮肤位置被冻得裂口了，有血水渗出，有的一些地方出现了紫红色的斑块。陈大爷说近几年一到冬天手上就长冻疮，直到春天才能痊愈。在村里的诊所看过，医生告诉他，用生姜水浸泡双手，有一些效果，但是不能痊愈，非要等到春天才能完全康复。

冻疮是一种末梢部位局限性炎症性皮肤病，由于受到外界寒冷的刺激，末梢部位皮肤小动脉发生痉挛，从而引起组织缺氧、缺血和细胞损伤坏死，因此会出现红肿热痛的现象，最为严重的时候会生出水泡，水疱破烂之后会糜烂、溃疡。等到溃疡康复以后，留有色素沉着或是出现各种斑纹，但等到愈合以后会非常痛痒。冻疮最大的特点是：具有很高的复发率，一年生冻疮，年年生冻疮，说的是每年都极容易复发。

我告诉陈大爷，使用生姜水泡手，是没有问题的，但就是药效不是很强，应该选择温热性质的药最好，比如辣椒。有一个这样的方子可以用：将葱白 3 两洗净后，再取 6 两的干辣椒，共同切碎后，放入一个玻璃的器皿中，然后加入高浓度酒精 5 斤，密封一周以后就是葱白辣椒酒，在患冻疮的地方不断涂抹，直到局部感觉有发热感为宜。每天涂抹 3 次。连续使用 2 周，就会有非常明显的效果。

但是需要注意的是，如果冻疮已经开始破溃，那么这个酒只能涂抹在破溃处的边缘，破溃处的伤口需要另外进行处理，用蛋黄油就非常好。将熟鸡蛋黄碾碎，至于一个小铁锅之中，用小火烘烤，直到有咖啡色油状液体出来，每个鸡蛋黄大约可以提炼出数毫升的蛋黄油。冷却以后将油放置在玻璃器皿中，并且放在阴凉的地方保存。在需要使用的时候，用少量蛋黄油非常均与的涂抹在患处，一日三次，连续涂抹 2 周。

陈大爷是个急脾气，当天就配好了葱白辣椒酒，但是酒浸泡了两天，就开始使用，同时也提取蛋黄油使用。一个星期后，手掌上的冻疮基本消失了，不到两周，冻疮完全康复。陈大爷非常高兴。我又嘱咐他，在明年冬天来临之前，可以用这个酒进行预防。今年有亲戚从老家过来，提及邻居陈大爷，说他有两年手上不长冻疮了，一直念叨我的医术好。

红辣椒外用，能够致使局部血管明显的扩张，促进血液循环；葱白一直以来都被认为是通阳、解表、解毒、杀虫之效，根据现代医学研究发现，其具有镇静、抗菌、镇痛、保护皮肤的作用。这个方子对于治疗冻疮具有显著疗效。而蛋黄之中的营养极为丰富，富含蛋白质、磷脂、维生素等，将其炒出油以后，涂在破溃的患处位置，营养能够很快被皮肤所吸收，并产生一层保护膜，能够预防感染，因此很快可以修补受损的皮肤。

自制粗盐包，赶走老寒腿

膝关节炎是一种属于中医痹证范畴的常见疾病，俗称“老寒腿”。膝关节炎常常是由于生理性老化导致的，症状表现为关节软骨营养不良，代谢异常，并出现骨刺。特别是到了大冷天，患有老寒腿的人可谓是备受煎熬啊。而夏天酷暑难耐，不开空调就热得浑身流汗，心情烦躁，但在空调房里待久了，人体的毛孔会张开，此时若不注意保暖，空调冷气就很容易入侵，导致有老寒腿的人出现关节僵硬、疼痛、畏寒等症状。

如何才治疗老寒腿呢？对于“老寒腿”的患者而言，治疗必须以驱寒为主，科学的办法就是泡脚。中医里有这样一句话“百病从寒起，寒从脚下生”。人体有 12 条经脉，其中有 6 条运行于脚部，所以泡脚有着刺激经脉运行的效果。气血充足了，血流通畅了，寒湿之邪便难以伤人了。此外，经常泡脚还对养生有着很大的益处。有句民谣说：“春天洗脚，升阳固托；夏天洗脚，暑湿可祛；秋天洗脚，肺润肠蠕；冬天洗脚，丹田温灼。”

下面给大家介绍两个老偏方，特别有效。

偏方一，粗盐包

制作粗盐包所需的材料很简单，只要一条毛巾和两斤粗盐。首先，将一条毛巾对折，用线把三个边缝起来，仅留出一个洞口。缝的时候最好缝得细密一些，否则粗盐颗粒有可能会漏出。取一口锅，将买来的粗盐倒入，炒热至烫手为止，然后再将粗盐从刚才预留的洞口倒入毛巾内，最后将洞口缝起来。这样，粗盐包就做好了。把做好的粗盐包放置在疼痛、怕冷的关节部位。每次热敷时间为 15 至 20 分钟，直到粗盐逐渐冷却。如果热敷包的温度比较高，可以在患处再多衬垫一块毛巾，防止烫伤。此外，热敷包还能反复利用，只需用微波炉加热即可。这个方法能有效地快速缓解关节疼痛，只要坚持一段时间，就能明显改善症状。但肿胀、发炎的关节炎患者不能用此偏方。

偏方二，花椒水

在泡脚水里加一些花椒。花椒是性辛温之物，可以去除五脏六腑中的寒气，还能通血脉、调关节。首先，抓取一把花椒，加入适量水煎，待药物充分融入水中时即可倒入盆中，先用蒸气熏双脚，待水温降到可以下脚时则用来泡脚。在此过程中也可以不停加入热的花椒水，最好让水盖过脚踝，一般需泡上半小时，待全身微微冒汗方可结束。除了花椒，还可以在水里加上一些艾叶。热水加上热性的药物，祛寒效果可谓是锦上添花。

当然，如果可以不得老寒腿那是最好的了，这里向大家介绍一个预防老寒腿的小技巧，非常简单而且有效。这个技巧就是干洗脚。不用水直接干洗脚，对老寒腿的预防有着很好的效果，而且无论在哪里都可以进行。洗脚时双手相合抱住大腿根部，然后使劲向下按压，一直压到脚踝部，接着再从脚踝返回至大腿根部，一共反复 20 次，按摩时可以坐着也可以站着。这个方法主要原理是通过刺激腿部的经脉，来促进腿部气血循环，从而起到祛寒的效果。

此外，“老寒腿”的患者还应该多食用一些胡萝卜、南瓜、红薯、杧果、奇异果、梨、橘子、柠檬、木瓜、杏、柿子、玉米、菠菜、苜蓿、甘蓝、水芹等颜色鲜艳的果蔬。希腊科学家曾做过研究，发现绿色蔬菜吃得越多，就越不容易患关节炎；英国曼彻斯特大学的研究员也发现，只要多吃胡萝卜以及其他一些颜色鲜艳的蔬菜和水果，罹患关节炎的风险就会大大降低。因此，为了您骨骼和关节的健康，请在餐桌上多增加一些这一类的蔬果。

鸭肫山药粥，帮您止咳嗽

感冒咳嗽是非常常见的疾病，一般情况下，一周即可康复，但有一些患者并非如此。吴大妈几个月前着凉感冒，出现了咳嗽、头疼、流涕、鼻塞等症状，吃了一些感冒药、化痰药后症状得到缓解，但是总不停地咳嗽。所以又吃了几种抗生素，但是咳嗽依然没有消失，后来，在别人的介绍下找到了我。

第一次见到吴大妈的时候，她的样子非常憔悴，并且还在不停地咳嗽。她说已经咳嗽一个多月了，痰多质稀，每当天气一凉或是闻到刺激性的味道情况就加重，喉咙很痒，双腿肌肉酸软无力，食欲不振，吃完以后总感觉腹胀，睡眠还可以，但是大便稀少，三四天才去一次，小便倒是正常的。

吴大妈说自己已经服了很长时间的中西医药物，不希望再用药物治疗了，希望我能给她选择食疗的方法，因此我给她推荐了一个方子：取鸭肫1个、大米50克、薏米30克、山药30克，将鸭肫洗净之后切成片，然后再放入调料，加水之后煮食。每日一次，两个星期为一个疗程。

吴大妈使用这个方子以后，两周后复诊说她咳嗽的症状明显降低，几乎无痰，喉咙处也不是很痒，逐渐开始有了胃口。她继续服用一周以后，咳嗽基本康复了。

从中医的角度来看，吴大妈的症状属于肺脾两虚。患者在感染外邪之初，肺气与外邪相互斗争，但是始终不能将外邪祛除体外，结果正气与外邪，谁也不能占据上风，打起了“持久战”，时间一长，患者的肺气亏损不说，脾的气也同样受到伤害，这从患者的食欲不佳、饮食不调、三四天大便一次可以知道。至于两腿肌肉酸软，同样都是脾虚的症状，因为脾主管肌肉，脾虚则肌肉失去了濡养，自然感觉酸胀无力。

培土生金，从中医的五行相生理论而言，脾胃属土，肺属金，土为母，金为子，母荣则子荣，因此，补脾气，就能生肺气。脾主管运化，肺主管呼吸，脾传输饮食中的水谷精微，向上传输到肺中，与肺纳入之气结合，变化而成宗气，所以有“肺为主气之枢，脾为生气之源”的说法，两者相互依靠，彼此影响，这就是脾助肺益气的原理。脾气健旺，则肺气充足；脾脏生血，阴血充盈，就能滋养肺阴，从而起到平衡肺之阴阳的作用。另一方面，脾运化水湿的功能又是凭借肺气的升降与宣发。在《素问·经脉别论》中记载:“饮入于胃，游溢精气，上输于脾，脾气散精，上归于肺”，人体内的水液，由脾气上输进入肺内，通过肺的宣发肃降作用而步散至全身各处。

培土生金法在治疗慢性咳嗽上有显著的效果。早在汉代，医圣张仲景就曾在黄芪建中汤治疗肺虚损不足，可以说是甘温培土生金的开端。医学家李东垣认为“脾胃一虚，肺气先绝”，从而充实了“培土生金”的内容。

鸭肫山药粥是能够起到健脾的功效，专门用以治疗咳嗽，是取“培土生金”之义。鸭肫，也就是鸭胃，它的作用于鸡内金相同，都是补益脾胃之佳品，从食疗的角度来看，一般取鸭肫口味更佳。山药的主要作用就是补脾益气，有助于人体免疫功能的增强，这也证明了它“补正气”的效果。薏米归胃、脾、肺经，能够起到渗湿利水、健脾补益的作用。它同时具有一定的抗病毒作用，显然，对于慢性咳嗽而言，薏米的主要作用就是祛除外邪，也是非常有益的。

老忘事可预防，赤龙搅海帮您忙

现在不少上了年纪的老人，都担心自己患上老年痴呆症。他们感觉得了这个病以后，连基本的生活都不能自理，会给家人带来很大的麻烦，自己在别人的眼中，一点尊严也没有了。答案并非一个否定的过程。毕竟老年痴呆症是一个由浅入深的过程。如果患者以及家人可以早发现，及早进行干预，就很有可能将病情控制住。

前几年，65 岁的王伯伯总是喜欢在小区里提着鸟笼子。可有很长一段时间，一直没有看到他的身影。有一次，我刚好遇到王伯伯的家人，我礼貌地问及他的境况。他们告诉我，原来最近王伯伯总是丢三落四，刚说完什么事，转眼就不知道，上次让他出去买一瓶醋，居然找不到回家的路。带他去医院检查，诊断结果是脑动脉硬化，也就是说即将发展为老年痴呆症的可能，于是给老人开了一些改善脑血液循环的药物，让王伯伯回家服用。家里人担心王伯伯走丢，就让他待在家里，不让他出门。

听完他们的叙述，我主动提出要到他们家见见王伯伯。见到王伯伯以后，我就向他咨询用药情况，王伯伯一直都是准时用药，可记忆力还是不好，很担心自己以后连家人的姓名都不知道。听他这样说，我便好言安慰，其实他的情况还算好的，在最初的阶段就已经开始介入治疗了，这样有利于后期治疗。我嘱咐老人按照医嘱服药，如果担心单用药物效果不佳，我给他推荐了一种舌头功，配合治疗。

这套舌头功，还有一个学名“赤龙搅海”。操作方法如下：

1. 用舌头将牙床抵住，在口中沿着一定的规律进行转动（顺时针或逆时针），反复搅 10 次，然后用牙齿轻叩 40 次，然后以口中唾液鼓腮运动 10 次，最后将唾液咽下。一日三次。

2. 稍微将嘴半张，尽量将舌头伸出后缩回，反复进行 15 次，然后学习“蛇吐信”的方式，把舌头伸出后左右摆动 20 次。上述动作做完后，同样将口中的唾液咽下。一日三次。

我一边演示，王伯伯在一边跟着重复。做完一次后，他说这些动作没有什么难度，对于老年痴呆有帮助吗？我笑着告诉他，虽然动作非常简单，但是其中是有一定科学根据的。

老年痴呆从中医的角度来看，主要是因为年老体弱，脏腑功能衰弱而引起的，尤其与心、脾、肾三脏有着非常密切的关系。而人的舌头，与心、脾、肾三脏都是相连接的，通过运动舌头，就是对心、脾、肾三脏进行调节，可以说是“动一舌而调三脏”。

此外，运动舌头之后会刺激出很多的唾液，从中医的理论来看“肾在液为唾”，唾液就是肾精所化生的，因此将唾液咽下后，能够起到补肾作用。中医理论还认为，牙齿是由肾之精气所濡养的。所以刺激舌头就是运动肾脏，以及叩击牙齿，也是起到补益肾脏的功能。因为中医理论上讲肾藏精，精生髓，髓聚于脑，所以说肾脏是生髓的器官，脑为聚髓之海，采取吞唾液，叩牙齿，所起到的作用就是补脑。

而根据现代医学研究发现，老年痴呆症与老年人血管退化、狭窄从而导致大脑细胞慢性缺氧缺血，从而引起大脑神经的损伤、退化有关。对舌头进行刺激，能够有效提高血液对脑神经的补给，改善脑部缺血状况。舌头上是大脑神经末梢的一部分，经常运动舌头，可以对神经末梢进行刺激，减缓大脑神经细胞的功能退化。在临床治疗上，医生经常会用针刺舌头的方法对痴呆病人进行治疗，效果非常突出。同时，现代临床还发现老年痴呆患者舌底静脉往往出现严重的瘀滞与曲张；通过对舌头进行活动，能够促进舌底下静脉血流的运动，从而有效降低曲张、瘀滞的程度。

此外，根据研究发现，人体分泌唾液的腺体，会分泌出一种叫“Ghrelin”的物质。这个“Ghrelin”是一种生长激素的内源激素，有些学者称其为“返老还童素”。经过研究发现，“返老还童素”在大脑的记忆、学习、睡眠等多种神经功能中扮演了很多的重要角色。对于健康人来说，“返老还童素”的含量比较高，而像糖尿病、糖尿病、动脉硬化、心脑血管疾病的患者，这类人群该物质较低。经常活动舌头，可以充分吸收“返老还童素”，对于治疗阿尔茨海默病，具有一定的积极意义。

王伯伯听到“返老还童”，就笑了，说这么简单的方法，他一定可以坚持下去。另外我告诉王伯伯的家里人，不能因为老人健忘，就将老人关在家里。预防老年痴呆，是非常重要的，就应该多参加一些社会活动，多用脑。王伯伯的家人听完以后，表示会改进做事方法。

过了一段时间，小区之中又出现了一个了呵呵提着鸟笼的身影。听他说，他一直坚持锻炼。使用一个月后，感觉自己头脑清醒了很多。现在一直坚持做，加上认真地遵循医嘱，家人又配合治疗，王伯伯的记忆能够恢复正常的水平了，另外他的胃口也打开了，排便通畅，整个人精神了很多。

冬天鼻子总干燥，试试鱼肝油

平时周末的时候，我带着小孩子在楼下的广场上玩，就会和小区中的老人们聊聊天，既是一种消闲，也可以听听他们有什么疾病，顺便帮着解答。

有一个规律，每到秋冬的时候，我就会听到他们抱怨自己的鼻子感到干燥，这也是他们经常向我反映的问题之一。

听到他们说这件事情，我也有很深的感触。记得是有一年的秋天，下班的时候碰到了耳鼻喉科的同事，我们就在一起闲聊了几句，他抱怨说，今天看病竟然连看了三十多个鼻出血的老年人，而绝大部分的发病原因都是干燥。

秋冬的气候非常的干燥，并且很容易让鼻黏膜的水分蒸发掉，因此就会造成鼻干燥。

另一方面，气温太低会让鼻黏膜下的血管收缩，分泌黏液的功能就会下降，造成自身分泌液体数量减少。这两个因素合起来，就很容易造成鼻干，甚至会造成出血的症状。

实话说，要对付这个问题，处理的方法很简单，现在很多老年人都相当注意保健养生，许多人习惯天天都吃鱼肝油。只需打开鱼肝油胶囊，用手指或棉签将里面内含的鱼肝油涂抹在鼻腔里，就可以起到预防和治疗鼻干燥的效果了，一般每天只要涂抹一次就够了，持续 7 天为一个疗程。

鱼肝油的成分相当简单，简单来说，就是两大部分物质：维生素和油剂。维生素有着维持上皮组织的完整性，滋润黏膜，预防干燥的功能；而把油剂涂抹在鼻腔黏膜处之后，它可以形成封闭性的油膜，从而保护皮肤黏膜，以减少水分的蒸发，同时还可以促进皮肤黏膜水合作用，起到了显著的滋润和保护效果。

用鱼肝油来防治鼻干这个方法，不仅可以在日常生活中方便使用，假如老人家因病住院了，必须要进行吸氧治疗的话，这个方法也相当适用。可要知道，吸氧的时间长了，鼻黏膜干燥的症状就很有可能造成了，但假如在吸氧之前就先用鱼肝油涂抹一下的话，这个概率就会大大降低了。

在“很老很老的老偏方”系列书第一册（《很老很老的老偏方，小病一扫光》，第 34 页:《一瓶冰可乐，迅速止鼻血》）中，也曾介绍过一个预防冬季干燥引发鼻腔出血的方法，这个也是可以用来参考的。

在这里如果可以配合“摩鼻法”，那效果就会更加好了。具体的做法就是按摩鼻子以及鼻周：先用食指和拇指按着鼻梁的上端，然后以此为起点从上往下反复揉搓，此时注意一定要搓到鼻翼的部位，一直揉搓到局部发热方可结束。接着按鼻周，也就是用两根食指分别压住鼻唇沟，依然是从上往下反复揉搓，直到局部发热。最后是用食指打横，先紧挨着鼻孔，然后再从左到右或从右到左反复揉搓，直到局部发热。

增强鼻子的血液循环，让气血运行通畅是按摩鼻子的主要目的，鼻腔腺体分泌液体增加了，鼻腔黏膜滋润充分了，效果就更能得到保证了。

糖尿病胃轻瘫，试试这个四磨汤

老偏方：10克乌药，10克槟榔，5克沉香和10克党参。每天一服一剂，水煎开，分成两份，早晚两次服用。一个疗程的时间是两周。或者是购买四磨汤口服液，服用的方法按照说明书进行。

张大爷是我们小区业主委员会的一名成员，因为这一次新的委员会选举的问题，他来到我家家访，顺便让我帮他看看病。原来，他已经患了很多年的糖尿病，一直是降糖药不离口。几个月前，他吃完饭以后，肚子就开始难受，觉得自己的胃很不舒服，好像是有一团气在里面，直到两个小时以后才会消失。他去医院，医生给他做了很多的检查，到最后跟他说，他之前服用血糖的药物的量控制的不理想，血糖偏高，结果造成了“糖尿病胃轻瘫”的病症，医生就给她调整了降血糖的药物，并开了些多潘立酮治他的胃胀。张大爷用了两个星期的这种药物，再去检查发现自己的血糖变得正常的，胃胀的症状也消失了，他以为自己已经好了，就停止服用多潘立酮，但是还没到一周，这个毛病就又犯了。于是他今天想请我开一个中药的方子调理一下，另外也想请教一下，糖尿病怎么就会引起胃病呢？以后还会有什么样的影响？

我对他说，糖尿病胃轻瘫这个病症听起来是有点吓人，但是它还有另外的一个名字——糖尿病胃麻痹，这是因为糖尿病引起的消化道的慢性疾病，于是引起了胃部功能紊乱，胃动力降低的症状，临床的表现为腹胀，饭后上腹饱胀，恶心反胃等。这一现象就是因为糖尿病引起了胃部活动减弱，或者是自主神经开始紊乱，胃部分泌一些异常的物质，但是具体的机制还是不太明确的。西医一般都会食用多潘立酮，因为这种药物能够增强胃部活动。但是这种病症的病原在于胃部功能的紊乱，因此单单只是增强胃部功能是不能够达到治疗的理想效果，中药则是从根本治起，会从很多的方面进行调和，效果也就更加的理想。

比如有个古方叫“四磨汤”就经常在临床上应用。这个方子非常的简单，只有四味药：10 克乌药，10 克槟榔，5 克沉香和 10 克党参。每天一服一剂，水煎开，分成两份，早晚两次服用。一个疗程的时间是两周。糖尿病胃轻瘫属中医“胃缓”范畴，这种病发的原因是糖尿病症状太久了，三焦受损，气机失调，脾胃气滞，失去了正常的畅通状态。四磨汤出自《济生方》，正是一个顺气理气的方子。方子中的木香有止痛顺气的作用，健胃消食；枳壳能够理气宽中，行滞消胀；乌药能够顺气畅中，散寒止痛；槟榔能导滞利水。这四种药物的结合，就可以理气顺气，防治胃中气滞。现在的药理研究中有这样的一个发现：木香等理气药能够明显的促进胃部的活动，平滑胃壁，增加胃部的动力。枳壳可增强小肠的收缩功能，可以抑制肠道非生理现象的收缩。乌药对胃肠平滑肌起到了双重的作用，分别是兴奋与抑制，还可以增强消化腺的分泌。槟榔亦可升高胃肠平滑肌的张力，使胃部的蠕动能力增强，因此可以促进消化道的消化功能，增强食欲。

张大爷听我说完了这个偏方，非常的高兴，第二天就去药店买了这些药材回来。一个月后业委会选举，我又见到了他，他跟我说按照我的方子服用两个星期，现在胃胀、嗳气的情况已经消失了。

云南白药配蜂蜜，缓解卧床老人的褥疮

在不久之前，我遇到了一位患有褥疮的冯大爷。冯大爷因为患有患类风湿关节病，四肢的关节已经出现了变形，完全没有的活动能力，瘫痪卧床三年，家属很忙，所以请了一名护工进行照顾，可是护工对于业务流程不熟悉，并没有经常给冯大爷按摩、擦洗身子，结果冯大爷的屁股上长了个褥疮，一翻身的时候就喊疼，试了很多药，但是褥疮始终不见好，总是流水流脓的，家属们也很担忧。

冯大爷的儿子因为没有照顾好自己的父亲而愧疚，他以前曾经在我那里诊过病，于是向我咨询方法。我推荐了一个偏方，但是叮嘱冯大爷的儿子，这个方子需要人的精心照顾，每天都必须使用才可以。具体方法：先用碘酒对疮疖面进行清洗，再用无菌棉签蘸酒精对皮肤周围进行消毒。然后用少许的云南白药加入三倍多的蜂蜜，调成糊状，用棉签蘸上，涂在患处，外面包裹住一层纱布，最后用胶布固定。每天更换一次药。

云南白药为黄色或浅棕黄色粉末，其主要成分为冰片、三七、麝香等。冰片清热止痛，也能生肌；三七可以通经络，和营止血，行瘀血而聚敛新血；麝香可活血通经、止痛。

现代医学研究证明，冰片具有一定的止痛以及防腐作用；三七抗炎、耐缺氧；麝香有抗炎、抗菌的作用。根据临床试验表明，云南白药对绿脓杆菌、金黄色葡萄球菌及白色念珠菌等细菌引起的炎症有治疗作用，而且

还可以明显促成纤维成长细胞和血管内皮细胞的生成，加速血管的生长及结缔组织的增生，从而有效促进伤口的愈合及生长。

蜂蜜在这个方子中的作用甚至超过白药。临床实验证明，蜂蜜对葡萄球菌、链球菌、白喉等革兰阳性菌具有极强的抑制作用，可减轻疼痛，减轻渗出、防止感染，帮助伤口愈合以及组织再生。

用蜂蜜还有一个优点。根据现在比较流行的“湿性环境”理论角度看，应该为缺血的溃疡面创造出一个湿性的环境，而且要求有良好的透气性，同时还能够防止渗出、防止创面组织浸泡及杀菌等作用，而蜂蜜湿敷与“创面湿性愈合”极为吻合。

冯大爷的女儿听完，抱着试一试的态度为大爷养伤。一周后，他打电话给我，说方子还是非常好，如今褥疮开始好转了，有新鲜的肉芽长出。我鼓励他继续给老人上药，他给父亲敷药一个月以后，褥疮完全长好了。看着父亲的病痛减轻了，冯大爷的儿子心情也安定了。

自制固齿神方，让您牙齿更健康

王师傅是我的老患者了，一天我快要下班了他才来，我问他怎么这么晚，他告诉我到牙科看牙了，看完之后才赶过来。原来王师傅的牙齿一直都不好，以前就被诊断为慢性牙周炎，现在大半的牙齿都摇摇晃晃，好像随时都可能“倒下”，牙科医生告诉他需要拔牙装假牙，王师傅不舍得，婉拒了医生的建议。

中老年人的牙齿松动，根据研究表明，与慢性牙周炎的关系很密切。慢性牙周炎是一种慢性感染性疾病，患病率非常高而且危害性大。由于牙周支持组织尤其是牙槽骨吸收后再生能力弱，一旦发生病变，就难以让其再生，最终出现牙齿松软以至于脱落。

中医将慢性牙周炎称之为牙宣，对其有很多的论述。在隋代巢元方《诸病源候论》对牙宣中的论述非常详细，并专列“齿动摇候”，明确记载：“手阳明之支脉人于齿，足阳明之脉又遍于齿，齿为骨之所终，髓之所养……故令摇动。”论述了牙宣的病机基础。明代《医方考》强调牙宣与肾脏的关系，指出“肾主骨，骨虚则髓弱，髓弱则骨枯，骨枯则不能固齿故令齿长而动。”清代《血症论》也说：“齿虽属肾，而满口之中皆属于胃……牙床尤为胃经脉所绕，故凡衄血（牙龈出血），皆是胃火上炎”，认为胃火上炎是牙宣的主要原因。总之，古代医家都认为胃火及肾虚是牙齿松动、牙周炎的重要原因。

了解了王师傅的情况，我告诉他，从现代医学的角度看，牙周炎最传统的治疗方法是口服抗生素，但是具有很大的副作用，之后便利用了局部的缓释剂，但这种剂型需要有医生的帮助，需要患者反复入院治疗。

王师傅听完以后很不高兴，问我是否有什么偏方能够治疗。于是我告诉了他一个方子，每天使用一次，坚持 3 个月，可能会让牙齿变得牢固起来：石膏 5 份、食盐 5 份、补骨脂 4 份、旱莲草 2.5 份、去籽花椒 1.5 份、薄荷 1.5 份、白芷 1.5 份、防风 2.5 份、细辛 1.5 份。将以上药物研成粉末，用密封瓶子装好，早晨刷牙的时候蘸一些，用来擦牙，擦洗三四次，仔细漱口，1 个月为一疗程，坚持三个疗程。

本方来源是清代名医陈修园所著《陈修园医书》中，名为“固齿神方”。方中的盐记载是青盐，但是现代很难找到青盐，可用食盐来替代。

盐味咸，属肾，可以滋补肾脏。补骨脂、旱莲草也是补肾佳品。而薄荷、花椒、防风、白芷、石膏、细辛都能起到清胃热、除胃火的作用。

从药理上来看，此方中的花椒、盐、细辛、白芷、薄荷、补骨脂都有益于细胞生长，防风、旱莲草能够起到止痛、消炎之效。总之，这个方子采用多种植物配伍，能够起到消炎、抗菌、促进细胞组织再生，而且这个固齿方法有利于患者长期使用。患者不仅能很好地实施，而且减少了很多用药的不便。

王师傅用了三个月，牙齿要比以前坚固了，不再松动了，后来他坚持每周刷一次，吃饭非常香甜。

每日一杯白兰地，减缓老年人性功能衰退

古语有云“食色，性也”，其主要意思是，吃饭与性都是人的天性。但是随着年龄的增长，总是感觉力不从心，有一些中老年人，由于长期或大量服用某种药物，总是处于一种极度紧张、恐惧的状态中，可能在同房中就有些力不从心了。

我在年轻的时候养成了一个习惯，就是每天早晨晨练。在晨练的过程中，认识了老黄。时间一长，彼此都比较熟悉了。有一天，老黄非常难为情地告诉我，他最近两三年，总在那方面感觉力不从心，长期吃药又害怕有什么不良反应，于是便问我有什么不吃药调节身体的方法。在攀谈中了解到，老黄的症状就是阳痿。老黄身体平常很好，每年体检都是符合正常

水平，平常也没有什么不良嗜好，工作不忙，也没什么工作压力。鉴于此，我便建议老黄可以喝白兰地，每日只需要喝上一小杯，不能喝多，过量对病情有不良影响。

老黄还是比较信服我，回去以后真的按照我说的去做了。只要晚上没有别的事情，都会倒上一小杯，细细品尝。有时，外出旅游也会带上一小瓶。3 个月后我再次遇到老黄，他说现在确实感觉不错，有的时候不需要伟哥也可以了。我对他说若可以保持喝白兰地的习惯，就能告别伟哥了。果不其然，又过了 2 个月，老黄已经不再用药物“帮忙”了，而且觉得自己精神头也足了！

白兰地酒的原料是葡萄，制作时先将葡萄发酵，然后蒸馏并萃取高浓度酒精，在橡木桶中贮藏多年，再取出来饮用。在《本草纲目》中记载有葡萄“暖腰肾”的功效，对性功能下降这种肾虚的疾病有一定的疗效。从现代医学来看，这样的症状就是阳痿，阳痿可以分为功能性与器质性两种。功能性阳痿主要因为心理障碍造成的，老黄的情况属于器质性阳痿。中老年人比较普遍的血管性硬化导致的血管性阳痿，也就表明阳痿患者的阴茎微小血管已经出现了病变，因狭窄致使血液不能顺畅流出，所以患者总会通过服用伟哥扩张阴茎血管，让血液流进去，从而阴茎充血勃起。血管狭窄在中医之中称之为血瘀，葡萄酒之中有一种叫作多酚的成分，可以起到一定程度的改善硬化的作用，使阴茎血管血流顺畅。

民间当中还有一种说法：“饮酒有活血化瘀、通血管的功效。”这种说法是有一定科学根据的。葡萄酒之中本身就有着非常风度的营养，再加上葡萄的活血化瘀功效，长期服用，能够疏通气血，从而起到养生的疗效。因此，我让老黄饮用白兰地，时间长了，摆脱药物依赖也是非常正常的。

值得注意的是，出现器质性阳痿还有另外一个原因：糖尿病，但是早期患病者是非常难以发现的。长期高血糖还会引起神经受损，特别针对阴茎部位的神经，受损后大脑的性冲动信号不能顺利的传播到阴茎上，自然无法立刻勃起。当时我只是与老黄的偶然聊天，所以没有想起来，后来我又再一次告诫老黄。所以中老年患者应该多留个心眼，不要忽视糖尿病性阳痿的可能。